HYGIÈNE

DE

LA GROSSESSE

CONSEILS PRATIQUES AUX JEUNES MÈRES

HYGIÈNE

DE

LA GROSSESSE

CONSEILS PRATIQUES AUX JEUNES MÈRES

PAR

Le Docteur R. LACASSE

ANCIEN INTERNE DES HÔPITAUX DE PARIS
ANCIEN CHEF DE CLINIQUE D'ACCOUCHEMENTS
DE LA FACULTÉ

---

24 Figures et simili-gravures dans le texte

PARIS
F. FOURIER & Cie, ÉDITEURS
84, RUE DE RIVOLI, 84

1912

LIBRAIRIE F. FOURIER ET Cie

Ouvrage paru en 1911 :

Le Mariage. — *Conseils médicaux d'hygiène pratique*, par le Dr de Bourgogne. 1 vol. in-18 de 248 pages . . **3 fr. 50**

Pour paraître prochainement :

Guide médical de la jeune mère : Le Nourrisson, par le Dr P. Darbois, ancien chef du laboratoire de Physiothérapie à l'Hôpital Broca de Paris.

— Notions théoriques et *Conseils pratiques* sur les soins à donner aux « tout-petits » depuis le début de la conception jusqu'à la fin du sevrage : L'enfant avant la naissance. — Après l'accouchement. — Soins d'urgence en l'absence du médecin. — Hygiène du nouveau-né : Habillage, bains, pesées, sommeil, sorties, jeux. — Eléments d'anatomie et de physiologie du nourrisson.

— Alimentation : Allaitement maternel. — Les nourrices. — Allaitement artificiel : Lait naturel, lait stérilisé, lait modifié industriellement. — Bouillies, soupes. — Sevrage. Croissance en poids et en taille. — Dentition.

— Maladies de la première enfance : comment les éviter. — Soins d'urgence en attendant le médecin.

Avec figures dans le texte.

Cette étude répond d'une façon rationnelle, précise et *pratique* aux multiples interrogations que les jeunes mères se posent sans cesse au début de leur carrière. C'est un livre vécu qui contient une foule de détails précieux pour une mère ou pour une nourrice désireuse d'élever son bébé conformément aux exigences de l'hygiène moderne.

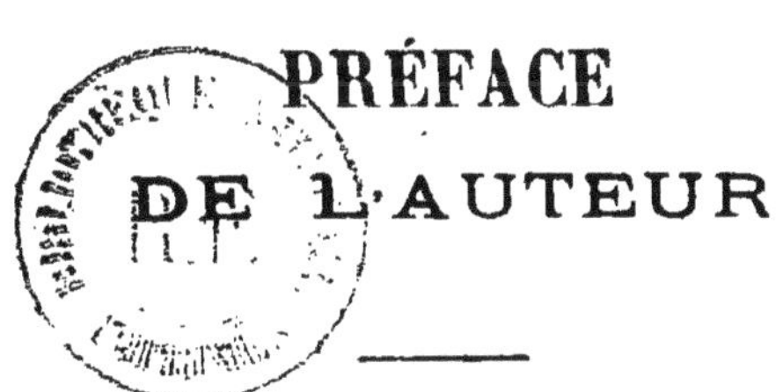

PRÉFACE DE L'AUTEUR

Je vous livre, Mesdames, ce tout petit volume. J'ai négligé à dessein le ton magistral pour vous parler sur un ton familier. Ce ne sont pas des leçons que j'ai voulu professer ; mais bien, et tout simplement, des conseils pratiques que je vous donne. J'aurais pu employer de grands mots à apparence savante ; je les ai rejetés de parti pris.

J'ai désiré qu'en me lisant vous ne vous ennuyiez pas : mon livre est court ; il renferme l'essentiel. Il est, je le pense, surtout pratique. Il pourra peut être dissiper certains préjugés, vous suggérer certaines craintes nécessaires, en faire évanouir d'autres mal fondées, et, particulièrement, vous permettra de parcourir sans accrocs trop graves, neuf grands mois, où vous préparez l'éclosion d'un petit être, dont les premiers cris vous récompenseront de toutes les peines qu'il vous aura données.

J'ai désiré en premier lieu vous être utile, d'une façon aussi simple que possible. Ai-je réussi ? A vous d'en juger.

INTRODUCTION

—

La grossesse, a-t-on dit, est une maladie de neuf mois : rien de plus faux — LA GROSSESSE N'EST PAS UNE MALADIE ; c'est un état physiologique, naturel ; la femme enceinte un être un peu plus délicat, plus sensible, mais, lorsque la grossesse évolue normalement, ce n'est nullement une malade — parfois même elle est mieux portante qu'en temps habituel.

Cependant pour que tout soit pour le mieux pendant neuf mois, pour que les malaises se réduisent au minimum, pour qu'une véritable maladie de la grossesse, menaçant la mère et l'enfant, ne se déclare pas, la femme enceinte doit se soumettre à certaines règles, observer certaines pratiques et surtout une hygiène assez sévère. Grâce à ces précautions, l'enfant conçu se développe normalement ; la mère le porte sans accidents, le conduit à terme, et trouve le juste prix de ses efforts dans la vue d'un nouveau-né bien vivant et bien constitué.

Nous nous efforcerons dans ces quelques chapitres d'indiquer aux jeunes femmes, qui ont des espoirs de maternité, les éléments d'une hygiène raisonnée, sans exagération, réalisée par des moyens simples, peu coûteux, et cependant aussi efficaces dans leur simplicité que des médicaments souvent inutiles et toujours dispendieux.

TABLE

DES MATIÈRES

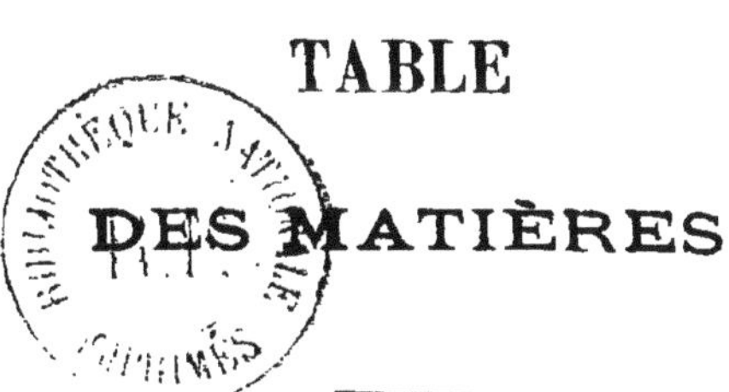

CHAPITRE I

Préparation à l'état de grossesse

CHAPITRE II

Eléments d'anatomie des organes génitaux de la femme

CHAPITRE III

Première visite au médecin

CHAPITRE IV

Habillement de la femme enceinte

CHAPITRE V

Alimentation de la femme enceinte

CHAPITRE VI

Digestion de la femme enceinte

CHAPITRE VII

Des urines de la femme enceinte

CHAPITRE VIII

Exercices physiques. — Voyages

CHAPITRE IX

Rapports sexuels

CHAPITRE X

La femme enceinte et sa profession

CHAPITRE XI

Soins spéciaux de diverses régions du corps pendant la grossesse

CHAPITRE XII

Soins à prendre dans certains accidents de la grossesse en attendant la venue du médecin

CHAPITRE XIII

Préparatifs pour l'accouchement

CHAPITRE XIV

Conduite à tenir dans un accouchement à l'improviste, sans médecin

CHAPITRE XV

Vêtements et couchage de l'enfant

CHAPITRE I

PRÉPARATION A L'ÉTAT DE GROSSESSE

CHAPITRE I

SOMMAIRE

Pourquoi faut-il se préparer à l'état de grossesse ? — Avortement. — Accouchement prématuré. — Mort de l'enfant avant la naissance. — Naissance à terme d'un enfant mal constitué. — Conditions défavorables à la procréation. — Convalescence de maladies — Blennorrhagie. — Syphilis. — Fibrômes utérins. — Maladies de cœur. — Tuberculose pulmonaire. — Difformités.

CHAPITRE I

PRÉPARATION A L'ÉTAT DE GROSSESSE

Le titre de ce chapitre pourra vous étonner, Madame. Comment! Se préparer à la grossesse! Je me marie, direz-vous, c'est pour avoir des enfants, ou, tout au moins, commencer par en avoir un. Sans doute, et je ne saurais assez vous féliciter de considérer le mariage comme la première étape d'une maternité, et rapide, et répétée.

Mais faut-il encore s'entendre. Vous voulez avoir des enfants? Bien, très bien, ayez-en, nous sommes d'accord. Mais comment les voulez-vous? Il va de soi que vous les désirez bien portants à la naissance, bien gros, bien roses, bien joufflus, pleins de fossettes, et qu'ils fassent l'admiration de vos amies ; vous ne craindrez pas même qu'elles vous les envient, et, elles ne vous le diront pas, les jugeant supérieurs à celui ou à ceux qu'elles peuvent avoir.

Votre désir est très naturel, très maternel et très féminin. Croyez-vous cependant que la conception soit une loterie où l'on gagne à tous les coups, et qu'il suffise de devenir enceinte pour mener à terme une grossesse, qui se terminera par la naissance d'un enfant, possédant toutes les qualités que je vous ai énumérées plus haut ?

I. — Avortement et accouchement prématuré. — Mort de l'enfant avant la naissance.

Etes-vous bien sûre, d'abord, que *votre grossesse aille à terme ?* Vous avez calculé que, neuf mois après la fin de vos règles, vous seriez mère ; c'est réglé ; vous savez quel jour l'événement doit se produire ; vous en prédiriez même l'heure, heureuse que vous êtes dans votre crédulité, quand, brusquement, votre enfant s'évade trop tôt, encore à l'état de petit être presque informe, c'est l'*avortement* ; ou, plus tard, incapable de vivre, malgré des airs vagues de bonne constitution apparente, mais incomplète : c'*est l'accouchement prématuré, avant terme.*

Dans les trois premiers mois, vous avez déjà quelques regrets : mais vous vous dites : « Ça, un enfant ; mais non, c'est une petite masse de chair ; c'est moins que rien. » Et cependant ce moins que rien se serait développé, et devenait un garçon ou une fille, qui, quelques mois plus tard, aurait fait votre orgueil.

Dans d'autres cas, la grossesse avance ; tout va bien en apparence ; vous grossissez : donc votre enfant se développe ; vous le sentez remuer, oh joie ! Brusquement un jour vous trouvez qu'il ne bouge plus ; en même temps, vos seins augmentent ; il en sort du lait. Vous n'y faites pas attention. L'enfant, qui vous tourmentait par la brusquerie de ses sauts, continue à rester sage, trop sage ; il dort, se fait oublier ; aucun soubresaut ; le calme complet. Vous vous étonnez de ce silence. Vous ne grossissez plus. Et vous êtes surprise quand votre médecin vous enlève toutes vos illusions, en vous déclarant que *l'enfant est mort dans la matrice*, que vous ne portez plus en vous qu'un petit cadavre. Pourquoi cet enfant est-il mort ? Ce n'est pas lui qu'il faut incriminer : c'est son père ou sa mère, parfois les deux, qui l'ont tué, ce pauvre petit qui n'y pouvait mais. En le créant, ils n'ont pas pensé à lui, ou, s'ils y ont pensé, ils n'ont pas songé qu'ils étaient dans de mauvaises dispositions pour appeler un être à la vie.

Envisageons encore un autre cas. Un enfant peut naître vivant ; il semble vivant, puisque son cœur bat, qu'il respire et qu'il crie. Mais sa vie n'est qu'apparente et superficielle. Il doit rester enfermé neuf mois en couveuse naturelle ; s'il s'en échappe auparavant, il semblera vivre, mais combien de temps ? Quelques minutes, quelques heures, quelques jours même. Puis il s'éteint. C'est une lampe qui manque de combustible, qui charbonne. *Il est né trop tôt.* Il n'a pas ce qu'il lui faudrait pour vivre. Vivre, c'est respirer ; aspirer du bon air ; rejeter le mauvais. Le bon air, c'est le poumon qui le prend ; et le pauvre petit a les poumons tout à fait incapables d'aspirer l'air, bon ou mauvais : ils sont bouchés. Soufflez de l'air dans une vessie qui ne peut se dilater ; rien ne fera que l'air y pénètre, c'est matériellement impossible. Un poumon de nouveau-né avant terme, c'est une vessie bouchée, un bloc ; rien n'y entre ;

et vous voulez qu'il vive ! Confieriez-vous des œufs à couver à une poule que vous chasseriez au bout de quelques jours ? Vous êtes, Madame, et la comparaison ne me semble pas risquée ou défavorable pour vous, une poule qui couve neuf mois. Regardez une poule qui couve, le soin et la gravité qu'elle y apporte ; je dirais presque qu'elle semble remplir une fonction sociale ; et vous pardonnerez mon rapprochement. Si toutes les femmes respectaient leur grossesse, comme les poules couvent leurs œufs, la natalité diminuerait moins, croyez-le bien.

Récapitulons ce que je viens de vous dire, qui concerne ce qui peut arriver à l'enfant avant le terme de la grossesse. — 1° Il peut mourir avant sa naissance ; 2° Il peut naître vivant, mais mourir aussitôt ou peu de temps après, d'autant plus vite que le terme de la grossesse est plus éloigné.

II. — Naissance à terme d'un enfant mal constitué, taré.

L'enfant naît à terme ou semble naître à terme, d'après les dernières règles de la mère.

Est-il à l'abri de tout danger ? L'alimentation au sein par la mère, les soins de tous les instants, suffiront-ils non seulement à le développer, mais à le faire vivre ? Hélas, non. Il peut sembler parfait, l'enfant désiré ; le père et la mère se félicitent, et, cependant ce bébé est déjà taré, marqué du sceau fatal ; il va dépérir, s'étioler et mourir, ou vivre, mais dans quelles conditions ! anormal en tout : ses dents apparaîtront tardivement et irrégulièrement, et *la dentition est le meilleur baromètre de la santé de l'enfant*; belle et rapide dentition, c'est l'apanage d'un état florissant ; une dentition qui traîne, des dents défectueuses, méfiez-vous. Votre bébé marchera tard ; ses os se formeront mal ; il deviendra rachitique ; vous accuserez votre lait ; vous cesserez de nourrir ; vous prendrez nourrices sur nourrices, et votre enfant restera malingre, maigriot et chétif. Puis vous accuserez le médecin qui ne l'empêche pas de dépérir, ne lui fait pas pousser les dents, ne lui donne pas de force dans les jambes pour lui permettre de marcher. Votre lait, vos nourrices, votre ou vos médecins n'y peuvent rien. Votre pauvre poussin a pris ses faiblesses dans l'œuf. Faites vous-même votre mea culpa ; vous l'avez conçu sans savoir et sans prévoir. Il porte le poids de vos fautes, à vous seule, ou à vous deux le couple familial. La cause est viciée ; le résultat n'en peut être bon.

Quand donc pourrez-vous et devrez-vous songer à l'enfant possible ? Nous allons voir quand nous pourrons nous, médecins, vous permettre la conception. Vous êtes deux, votre mari et vous. Songez l'un et l'autre à l'acte, véritablement sacré, que vous accomplissez ; pour que le blé germe fructueusement, la graine et le sillon qui la reçoit doivent remplir certaines conditions. Sans rien dissimuler, je vous dirai à vous, Madame, au risque de vous enlever quelques illusions, les conditions requises pour faire un bel enfant ; vous en ferez part à votre mari, et, au prix de quelques privations et précautions. vous serez tous deux largement récompensés par le résultat final et cherché, sans regrets et sans remords.

DES DIVERS ÉTATS DE SANTÉ AU MOMENT DE LA CONCEPTION

I. — Convalescence de maladies.

Voyons d'abord, Madame, le cas où votre santé semble parfaite en apparence, et où cependant concevoir un enfant ne peut vous apporter que des désillusions, soit pendant votre grossesse, soit après la naissance du bébé.

Prenons un premier exemple : vous relevez d'une maladie grave ; vous avez fait une *fièvre typhoïde*, une *pneumonie*, une *grippe même*, que sais-je encore ! Le cadre peut être très élargi. *Vous avez eu la fièvre*, vous avez dû garder le lit plus ou moins longtemps. La convalescence apparaît, vous renaissez à la vie, et vous oubliez tous les vilains moments que vous avez passés. L'existence vous paraît plus rose, la vie meilleure à vivre ; votre mari, inquiet pendant toute votre maladie, trouve lui aussi que la vie est bonne ; sa joie de voir sa femme, à lui enfin rendue, éclate de toutes parts ; il vous entoure de tous les soins les plus fervents ; rien n'est plus compréhensible. Il couchait jusqu'à-lors dans la chambre à côté, ou tout au moins faisait lit à part. Et du jour au lendemain il se rapproche de vous ; il reprend son ancienne place dans le lit conjugal ; il l'occupe à juste titre, mais l'occupe trop et désire vous faire apprécier son retour au bercail. Vous ne refusez rien ; vous acceptez tout ; enfin vous le retrouvez. Et ce nouveau voyage, commencé à deux, détermine bien vite la présence d'un troisième personnage. Vos vœux sont exaucés : vous songez pendant neuf mois à la naissance de votre enfant, qui sera nécessairement beau et intelligent, puisqu'il est vôtre. Et l'enfant naît, vous le trouvez beau ; il se développe, bien souvent mal, mais son intelligence reste obscure, jusqu'au jour où, malgré toutes vos indulgences maternelles, vous devez constater qu'il est arriéré, mal bâti. N'en cherchez pas loin la cause. Quand vous l'avez conçu, vous n'étiez remise que très superficiellement de votre grave maladie, et le bébé a payé le tribut.

Je vous en prie, Madame, songez que la convalescence ne signifie pas la terminaison d'une affection sérieuse ; à ce moment, vous n'êtes pas encore dans votre état normal ; vous avez encore en vous ce qui causa votre maladie, les microbes ou les mauvais poisons qu'ils sécrètent, leurs toxines, qu'ils ont laissées en vous. Vous devez vous refaire complètement ; vous êtes particulièrement fragile. Si vous n'aviez pas de ménagements à prendre, le médecin ne vous imposerait pas le repos et un régime spécial : il vous donnerait la clef des champs. Patientez un peu ; que la joie de votre mari reste un peu concentrée et renfermée en lui. Lisez la dans ses yeux, dans son sourire, mais laissez la stationner ; quelques jours d'attente représentent des années d'existence saine et normale pour l'enfant à venir. Il mérite bien cela. Songez à lui, et non pas seulement à vous ; pensez-y, n'en parlez pas encore.

Je ne ferai qu'effleurer un point en passant : parfois après un bon dîner, un fin souper, quand on est gai, on se laisse plus volontiers aller. Ce sont de très mauvaises conditions pour procréer. Votre organisme, celui de votre mari, sont à ce moment un peu déséquilibrés ; attendez.

II. — Blennorrhagie.

Vous perdez en blanc abondamment ; vous éprouvez fréquemment le besoin d'uriner ; vous urinez, mais vous souffrez alors, et beaucoup, et surtout à la fin, au moment où les dernières gouttes sortent. Méfiez-vous, surtout si votre ventre est un peu douloureux ; vous avez beaucoup de chances pour porter en vous le germe de cette vilaine maladie, ennemie jurée des ménages, que l'on appelle la blennorrhagie ; le gonocoque, le microbe qui la cause, habite certainement votre vagin ; il n'a que bien peu de distance à franchir pour atteindre l'utérus, la matrice. La matrice s'enflamme ; une métrite en résulte, et quand l'œuf, qui contient votre enfant, s'y fixera, il trouvera un bien mauvais terrain pour s'y développer en toute sécurité.

Au bout de quelques mois, il sera chassé,

avant que le bébé ait l'âge nécessaire pour vivre.

Au contraire, si, quand vous constatez les premiers symptômes de la maladie, vous consultez votre médecin, il vous donnera un traitement facile; avec quelques soins, vous guérirez et une patience de quelques mois vous permettra de donner naissance au bébé, sain et tout prêt à vivre.

III. — Syphilis.

C'est la grande tueuse d'enfants. Maladies honteuses, a-t-on dit de la blennorrhagie et de la syphilis ; oubliez cette dénomination. Elles sont honteuses parce qu'on les cache, et les cacher au médecin c'est le premier élément de leur gravité. On guérit de la blennorrhagie ; on guérit de la syphilis. Craignez la blennorrhagie : elle ne tuera pas votre enfant, mais le fera naître avant terme, et, pour vous même, vos suites de couches, si simples d'ordinaires, seront souvent accompagnées de fièvre, parfois même mortelles. Et il est si facile de prévoir, de se soigner, de se guérir et de mettre au monde, ensuite, mais ensuite seulement, un bel et bon enfant.

Pour la syphilis, le tableau change ; votre vie n'est pas en jeu, ni pendant la grossesse, ni après l'accouchement ; l'enfant seul en souffre, en meurt le plus souvent, ou reste un pauvre petit être taré ou misérable.

Songez que la plupart des avortements, quand il ne sont pas voulus, cherchés, et provoqués (combien trop fréquemment !), reconnaissent pour cause la syphilis.

La maladie est d'autant plus dangereuse qu'elle couve, qu'elle ne se révèle par aucun symptôme ; le père ou la mère, le père le plus souvent, est contaminé depuis longtemps ; il s'est soigné, bien ou mal ; il ne présente pas d'accidents visibles, et, de très bonne foi, fait tout ce qu'il faut pour devenir véritablement un père. La mère n'en souffre pas ; elle devient enceinte, son enfant meurt dans les premiers mois de la grossesse, puis un second, puis un troisième ; elle avorte sans cesse ; sa vie n'est qu'une suite d'avortements.

Elle se désespère, son mari aussi, qui ne veut croire qu'une maladie aussi ancienne puisse exister encore. Et le remède serait si simple et surtout si efficace (il n'y en a pas tant !)

Je ne veux pas troubler la paix des ménages, mais il est du devoir d'un médecin honnête d'avertir une femme, qui ne se contente pas d'être femme, mais appelle la maternité à grands cris, qu'un avortement n'est jamais négligeable, encore moins quand il se répète, et qu'il exige une visite, prompte, chez le médecin, non seulement de l'épouse, mais du mari. Ne lui jetez pas la pierre à votre mari ; il s'est cru guéri : sa désillusion égale la vôtre. Ce petit livre tombera sous ses yeux ; qu'il sache bien que si la syphilis l'a touché un jour, malgré toutes les permissions à lui données par le médecin pour concevoir, malgré sa guérison apparemment complète, il doit, et c'est une règle immuable, suivre un traitement spécial pendant six mois, un traitement rigoureux, prescrit par le docteur, avant de songer à rendre sa femme mère. Qu'il agisse ensuite ; sa conscience ne lui reprochera rien. Du jour où sa femme n'aura plus ses règles, aussitôt le début de la grossesse, il s'effacera, n'étant plus en jeu ; toute l'attention se portera sur la future mère. Tout père, syphilitique certain, doit, s'il désire un enfant impeccable, vouloir que sa femme suive, dès la grossesse avérée, le même traitement qu'il a suivi, et cela pendant toute la durée de la grossesse.

On ne peut invoquer aucune exception, et je ne le répéterai jamais assez, toute femme enceinte des œuvres d'un mari syphilitique, quelle que soit l'ancienneté de la syphilis paternelle, doit se soumettre *pendant toute sa grossesse*, au traitement spécial, n'aurait-elle, ce qui existe dans l'immense majorité des cas, aucun accident. Elle n'est pas, elle, syphilitique, puisque non contagieuse ; mais le père l'était, et un enfant se fait à deux. La syphilis est passée au travers de la mère, sans la toucher, mais ne respecte pas l'enfant. Ceci paraît paradoxal, c'est vrai cependant.

Il va de soi qu'une femme, syphilitique elle-même, présentant des accidents de syphilis, aura la conscience nécessaire de s'abstenir de toute procréation. Le contraire serait criminel. Elle avorterait presque à coup sûr, ou ne donnerait le jour qu'à un enfant manifestement syphilitique.

Je vous en prie, Madame, et surtout vous, Messieurs les maris, suivez ces conseils à la lettre, je dis à la lettre ; ils en valent la peine.

Deux cuillerées à soupe par jour d'une solution (1) pendant six mois pour vous, Messieurs ; pendant neuf mois pour vous, Madame, donneront des années de vie à vos enfants, qui, autrement, périront misérablement avant la naissance, ou peu de temps après, ou n'auront que le nom de créatures humaines, sans posséder aucune des qualités qui les distingueront des animaux. Six mois, plus neuf mois de traitement pour un ménage. Quinze mois en tout, c'est bien peu par rapport à la vie d'un enfant.

Je ne puis, mon cadre est trop restreint, envisager toutes les maladies qui doivent vous faire tenir sur vos gardes, et exiger de vous la plus grande prudence. J'ai éveillé votre attention, dans les cas les plus répandus. Ne croyez pas que j'ai exagéré. Si parfois un médecin vous

(1) Le Professeur Pinard ordonne la solution suivante :

Biiodure de mercure . .	0,10	centigrammes
Iodure de potassium . .	10	grammes
Eau distillée de menthe. .	50	»
Eau distillée	250	»

Une cuillerée à soupe de cette solution au milieu de chacun des deux principaux repas.

déconseille la grossesse, alors que tout vous semble pour le mieux dans le meilleur des mondes, dites vous bien que, le plus souvent, il vous y encouragera de toutes ses forces, quand, vous, vous hésitez, soit par conviction personnelle, soit sur les conseils bien intentionnés, mais incompétents, de votre entourage.

IV. — Fibrômes.

Si votre toute première jeunesse est un peu loin, un peu oubliée, vous craignez le mariage et ses conséquences. Vous comptez 30 ans et plus depuis le jour qui vous vit naître ; vous envisagez une grossesse avec terreur, un accouchement pénible, l'abomination de la désolation. Rassurez-vous et mariez-vous, et, mariée, ayez des enfants. A cet âge vous pouvez redouter un peu plus une maladie de l'utérus, une tumeur, le fibrôme. Mais sachez bien que beaucoup de femmes de votre âge ont accouché sans complication et avec des fibrômes, sans les avoir jamais soupçonnés. Pour quelques accidents possibles, mais rares, ne reculez pas et ne considérez jamais l'exception.

V. — Maladies de Cœur.

Prenez l'avis de votre médecin ; je serais bien étonné qu'il vous donnât un avis défavorable, en général bien entendu, mais prenez son avis.

VI. — Tuberculose pulmonaire

C'est un territoire réservé ; seul un examen complet, soigneux, peut trancher la question.

VII. — Difformités.

Quelque infirmité que vous puissiez avoir, seriez-vous bossue ou boîteuse, ne vous refusez jamais à la conception ; beaucoup de bossues, beaucoup de boîteuses accouchent d'enfants, ni boiteux, ni bossus, croyez-le bien.

Cette esquisse doit, il me semble, vous rassurer. Je voudrais que vous en reteniez une chose capitale ; c'est que pour avoir un enfant à terme, d'une santé parfaite à sa naissance et dans les années qui suivent, le père et la mère doivent être d'une santé irréprochable quand ils le font, passez-moi l'expression. A parents sains, enfants sains.

CHAPITRE II

ÉLÉMENTS D'ANATOMIE DES ORGANES GÉNITAUX DE LA FEMME

CHAPITRE II

SOMMAIRE

Vulve. — Grandes et petites lèvres. — Vagin. — Col de l'utérus. — Corps de l'utérus. — Trompes. — Ovaires. — Menstruation. — Ovule. — Spermatozoïde. — Fécondation. — Date du début de la grossesse. — Symptômes de la grossesse. — Constitution de l'œuf.

CHAPITRE II

ÉLÉMENTS D'ANATOMIE DES ORGANES GÉNITAUX DE LA FEMME

Vous savez déjà quand vous devez ou ne devez pas devenir enceinte. Une grossesse se déclare; vous modifiez plus ou moins votre hygiène habituelle. Certains symptômes dans certains organes vous donneront l'éveil; encore est-il nécessaire que vous connaissiez, au moins un peu, ces organes et leur jeu habituel pour en saisir les modifications que vous pourrez y percevoir, vous, profane dans les choses médicales. Quelques notions d'anatomie, rapides, aussi peu techniques que possible, me paraissent indispensables.

Les organes génitaux féminins s'étendent depuis l'extérieur, ce qu'on voit, la vulve, en passant par le vagin, l'utérus ou matrice, jusqu'aux trompes et aux ovaires. *La vulve*, c'est la porte d'entrée ; elle est limitée par des replis de la peau, plus ou

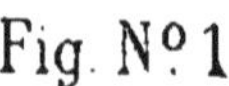

ASPECT DE LA VULVE.

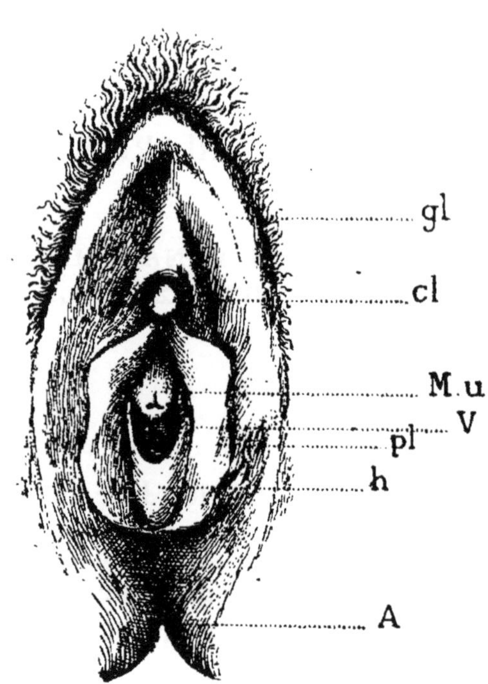

A. — Anus.
H. — Hymen.
PL. — Petite Lèvre
GL. — Grande Lèvre.
V. — Entrée du vagin.
MU. — Méat urinaire.
Cl. — Clitoris.

moins saillants, les *petites lèvres*, entourées elles-mêmes par les *grandes lèvres*.

Immédiatement après vient le *vagin* ; c'est un conduit, de dimensions très variables, qui part de la vulve en avant et se dirige en arrière vers la matrice ; la matrice elle-même y prend naissance ; c'est donc comme un long couloir, qui fait communiquer la porte d'entrée, la vulve, avec la chambre principale, *l'utérus ou matrice* ; c'est, si vous le préférez, l'antichambre. Au fond de cette antichambre, de ce couloir, s'ouvre, à l'extrémité opposée de la porte d'entrée, une autre porte, qui donne dans la matrice. Cette grande chambre principale, la pièce capitale de l'appartement, celle qui recevra l'enfant, c'est l'utérus ; elle se compose elle-même de deux parties ; une qui la fait communiquer avec le vagin, dans lequel elle s'avance, *le col de l'utérus* ; une autre, plus grande, plus spacieuse, *le corps de l'utérus*, située en arrière et au-dessus du col ; le col est percé d'un orifice, qui part du vagin, est suivi d'un canal de quelques centimètres, qui arrive de l'autre côté dans la cavité du corps utérin.

La communication est donc assurée entre l'intérieur de l'utérus et la vulve par l'intermédiaire du vagin et du col de l'utérus. La vraie matrice, le corps de l'utérus, n'est donc pas isolée ; il est ouvert à ce qui viendra par la vulve et par le vagin ensuite.

Ce n'est pas tout ; l'utérus a très grossièrement la forme d'un triangle ; il a, par conséquent, trois

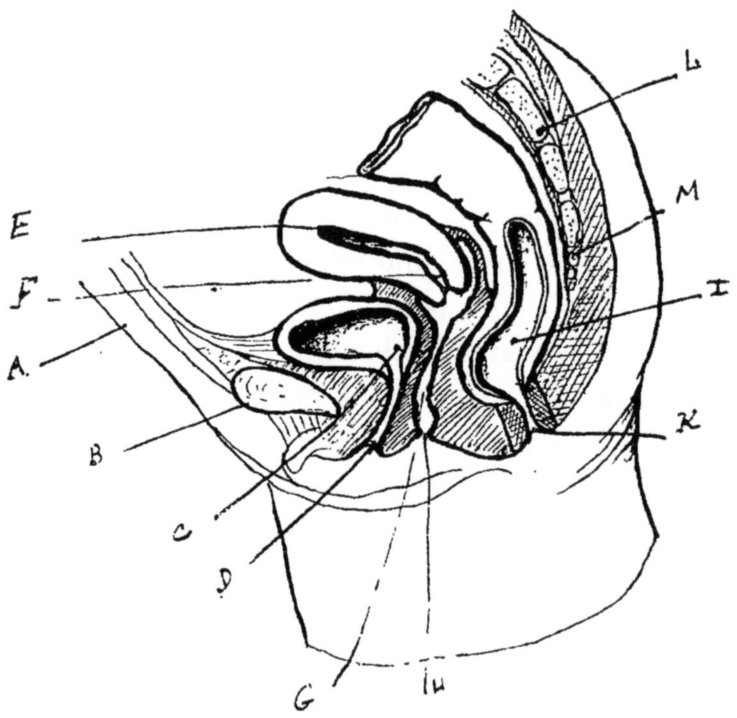

Figure II (Schématique).
Les organes génitaux féminins vus de profil.

A. — Paroi de l'abdomen.
B. — Symphyse pubienne.
C. — Vessie.
D. — Urèthre.
E. — Corps de l'utérus.
F. — Col de l'utérus.
G. — Vagin.
H. — Vulve.
I. — Rectum.
K. — Anus.
L. — Sacrum.
M. — Coccyx.

angles, trois extrémités ; nous en connaissons une, le col de la matrice ; les deux autres sont au fond de la matrice, l'une à droite, l'autre à gauche; comme l'extrémité inférieure, elles sont chacune

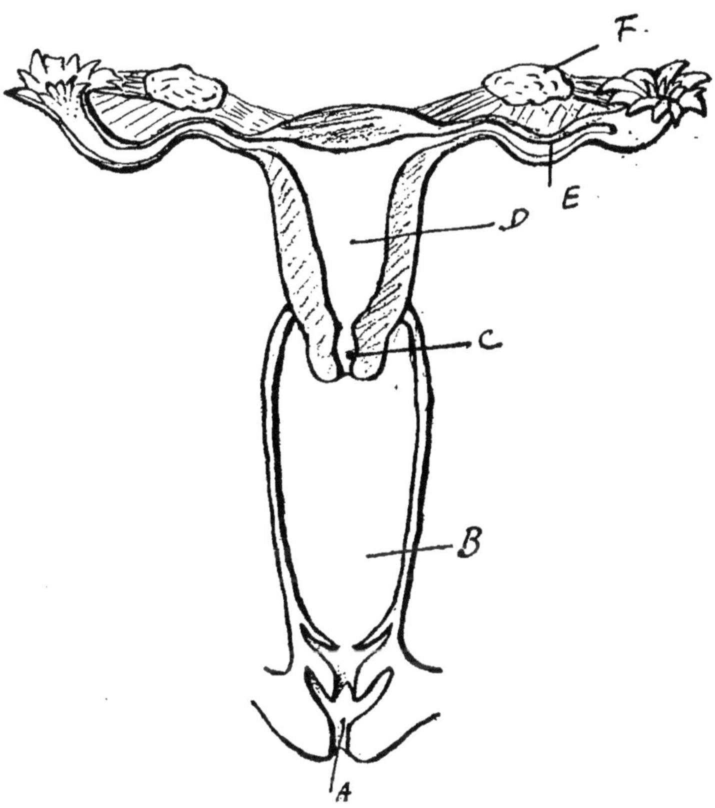

Figure III (Schématique).
Les organes génitaux vus de face.

A — Vulve. B. — Vagin. C. — Col de l'utérus. D. — Corps de l'utérus. E. — Trompe. F. — Ovaire.

percées d'un trou : ce trou les fait communiquer avec une autre chambre, la porte de droite avec la chambre de droite, la porte de gauche avec celle de gauche. Ces chambres qui donnent sur la pièce principale, la droite et la gauche, on les appelle *les trompes utérines*. Elles constituent à elles seules presque un appartement séparé ; d'abord un tout petit couloir, puis la vraie chambre de cet appartement secondaire, qui n'est qu'une cuisine en quelque sorte comme je vous l'expliquerai plus tard. Cette pièce a deux issues ; celle que vous connaissez déjà sur l'utérus, une autre à l'autre bout qui semble donner dans le vide. C'est, si vous le voulez, une mansarde. Comme toute mansarde, on y trouve au-dessous un repli, une *gouttière*, pas bien grande, pas bien large, mais très importante, car elle part de la mansarde pour se terminer sur un organe dont tout dépend, l'*ovaire*. Il est bien caché, bien dans le ventre, très profond. Il n'est pas bien gros, par rapport à la matrice, et cependant, sans lui, tout s'arrête. Pas d'ovaires, pas d'enfants.

Le vagin, l'utérus, les trompes sont recouverts en dedans d'un véritable tapis, la muqueuse.

Pourquoi tout cela existe-t-il ? Pourquoi toutes ces communications entre ces différents organes ? Dans le corps humain, tout a une cause. Quand la femme n'est pas enceinte, que se passe-t-il dans son intérieur ? Rien d'important pendant un certain temps ; puis, à une époque donnée, séparée de la suivante par une période plus ou moins régulière, apparaît un phénomène très caractéristique, que les médecins appellent la *menstruation*, que, dans le public, on désigne sous le nom de *règles*, d'*époques*, etc. Il s'écoule du sang par la vulve, pendant trois ou quatre jours ; puis plus rien, pendant quelques semaines, un mois à peu près ; et le sang réapparaît pendant le même espace de temps que la première fois ; ou bien la femme attend cette hémorrhagie et ne voit rien venir ; qu'elle se dise bien que, dans ce dernier cas, elle est très probablement enceinte.

Pourquoi cette perte de sang régulière ? Pourquoi les règles ? Je ne puis entrer dans de bien longs développements qui vous paraîtraient bien obscurs. Sachez seulement qu'à cette époque l'ovaire s'est fendu en un point, et qu'il en est sorti un petit corps l'*ovule*, qui, en suivant la gouttière, qui aboutit à la trompe, a pénétré dans la trompe, puis de là dans la matrice, et a été chassé au dehors en traversant le vagin. Ne pensez pas le voir ; c'est tout petit, tout petit ; il vous faudrait un microscope. Cet ovule n'a rien rencontré sur son chemin, il a été expulsé avec le sang. Mais il en reste d'autres, beaucoup d'autres, dans l'ovaire ; il en part un à chaque époque menstruelle. Pour qu'il y ait conception, il faut que l'un d'eux rencontre sur sa route un autre petit corps, qui, celui-là, vient du dehors, du vagin, puis remonte dans l'utérus, et se heurte dans la trompe à l'ovule. Ce tout petit objet provient, non plus de la femme, mais de l'homme ; c'est un *spermatozoïde* ; il est doué de mouvements actifs ; il est bien vivant ; il va à la recherche de l'ovule, le rencontre et le pénètre. Cette union intime de l'ovule et du spermatozoïde, c'est la première étape de la grossesse ; l'œuf humain est constitué, la femme est fécondée, et, dès cette époque, l'œuf grossit, puis descend dans l'utérus, s'y fixe, augmente peu à peu de volume, jusqu'au jour où il s'ouvre et chasse son contenu, l'enfant, le fœtus, au dehors.

Date du début de la grossesse.

A partir du moment où le spermatozoïde a rencontré l'ovule, y est entré, pas de règles. En apparence la grossesse date donc du dernier jour de vos dernières règles et vous comptez que neuf mois après, jour pour jour, vous accoucherez. Détrompez-vous ; rien n'est plus variable, et le médecin le plus instruit ne sait pas à un mois près la date exacte de votre accouchement. Il faudrait pour cela savoir le jour précis où la grossesse a commencé.

Pouvez-vous le connaître ? Non ; même n'auriez-vous eu qu'un rapport ; vous ignorez le temps exact qui s'est écoulé entre le rapport et le moment où l'ovule a rencontré le spermatozoïde.

Je répète que pendant tout un mois, dans les conditions ordinaires, avec des rapports habituels, le doute subsiste : votre grossesse a-t-elle débuté, aussitôt après vos dernières règles, ou aussitôt avant l'époque où vous attendiez les règles suivantes qui ne viennent pas, ou entre ces deux périodes ? N'en veuillez donc pas au médecin, qui ne vous renseignera pas précisément. Il vaut mieux qu'il vous laisse dans le doute ; car vous lui en voudriez encore bien davantage s'il vous fixait un jour, et que vous n'accouchiez que dix, quinze, vingt jours après.

Symptômes de la grossesse.

Vous êtes donc enceinte, Madame : vous n'avez pas eu les règles que vous attendiez. Qu'allez-vous remarquer comme changement en vous même et sur vous même ? Parfois rien ou presque rien, avant que votre ventre augmente de volume. Mais ne vous étonnez pas si vous *vomissez*, le matin surtout, ou aussitôt après vos repas, ou bien n'éprouvez que des envies de vomir, sans arriver jusqu'au vomissement. Votre appétit se modifie ; il augmente ou diminue. Vos fonctions s'accomplissent moins régulièrement. Votre caractère change parfois, et souvent en moins bien. Ce sont là petits inconvénients, des premiers mois surtout ; il semble ensuite que vous vous accoutumiez à votre grossesse, ou qu'elle s'habitue à vous, et ces malaises disparaissent.

Puis, *vers le quatrième mois* votre enfant se révèle à vous ; *vous le sentez remuer*. Ce ne sont pas de grands coups, de grands chocs ; c'est plutôt un frôlement léger ; pour un premier enfant vous restez dans le doute ; pour un second, vous ne vous y trompez pas.

Cependant ne vous fondez pas trop sur la date d'apparition des mouvements pour établir l'âge certain de votre grossesse. Votre mère, vos amies, que la maternité a rendue expérimentées, (elles le croient tout au moins) vous disent qu'un enfant remue à quatre mois, elles vous l'affirmeront. Ne les contredisez pas ; mais ne les croyez qu'en partie, et confiez vous à votre médecin. Sur cent femmes enceintes que l'on interroge en leur demandant « quand avez-vous senti remuer ? » quatre vingt dix neuf répondent « à quatre mois », sans en fixer le jour précis. Femmes heureuses, qui savez quand votre grossesse a atteint quatre mois ! Combien serez-vous étonnée d'apprendre qu'une femme, non enceinte, mais qui se croît enceinte et désire la maternité de toutes ses forces, a senti remuer à quatre mois d'une grossesse qui n'existe pas. Et votre étonnement ne diminuera pas en sachant que des mères ont perçu la sensation de leur enfant s'agitant, jusqu'à ce qu'elles l'expulsent, alors que ce pauvre petit est mort depuis longtemps déjà. Pour établir l'âge à peu près, je dis à peu près, exact de votre grossesse, ayez donc recours à une lumière plus éclatante, à l'éclairage médical.

Il est parfois fumeux et brouillé ; mais un médecin ne vous fera jamais prendre une bougie pour un phare.

Pour savoir que votre enfant se développe, *l'aspect du ventre* vous renseignera avant tout ; il augmente assez vite au bout de trois ou quatre mois. Pourquoi ? Pour plusieurs raisons : la matrice, l'utérus, qui contient l'œuf, grossit ; elle prend une assez grande place dans l'abdomen pour gêner l'intestin, qui se voit obligé de remonter en partie pour céder la place ; et la paroi de l'abdomen se trouve repoussée en avant par la matrice et l'intestin. La matrice occupe très rapidement des régions qu'elle n'avait jamais explorées auparavant. Quand elle est vide et saine, on ne la sent pas en palpant le ventre ; elle est tout entière cachée derrière un os, placé entre les deux cuisses, le pubis.

Au quatrième mois, sa partie la plus haute est déjà à la hauteur du nombril, c'est-à-dire à une quinzaine de centimètres au-dessus de sa loge habituelle ; elle se développe rapidement par conséquent. Et elle grossit sans cesse avec son contenu, puisque vers le terme présumé de la grossesse, le fond, tout en haut, atteint la pointe de cet os, situé entre les côtes droites et les côtes gauches, le sternum, dont la pointe a le nom d'appendice xiphoïde.

En même temps que le ventre grossit, vous voyez apparaître sur la peau entre le nombril et le pubis une ligne sombre, *la ligne brune*. Sur la figure, se montrent des taches, plus foncées que les taches de rousseur, sur le front, autour des lèvres, *le masque de la grossesse*.

Mais surtout vos *seins* changent de volume et d'aspect ; ils grossissent eux aussi, et la pointe noircit, ou, si vous préférez, brunit, et s'entoure d'un cercle de même couleur.

Tout cela est normal, Madame, ne vous en effrayez pas. Votre enfant en naissant vous enlèvera toutes ces marques physiques et l'ennui qu'elles peuvent vous causer passagèrement. Si vous n'avez plus la gracilité et l'élégance féminines, vous avez tous les attributs d'une future mère ; soyez en fière, n'en soyez pas honteuse, pas plus que des grosses veines qui soulèveront la peau de vos jambes, les *varices*. Si le moindre de ces symptômes vous inquiète, votre médecin saura distinguer le bon du mauvais.

Constitution de l'œuf (*fig.* IV).

J'en aurai fini avec ce chapitre forcément ingrat, quand je vous aurai expliqué comment votre enfant vit et se développe dans son œuf. Il n'est pas directement en contact avec les parois de la matrice ; il *nage dans le liquide*, ce liquide que vous perdrez au moment de l'accouchement.

Il y est bercé, et le liquide fait tampon contre les chocs qu'il pourrait recevoir.

Mais comment se nourrit-il ? Par le sang de sa mère. Ce sang arrive dans une partie de l'œuf, le *placenta*, *le délivre*, ce qui sort après l'enfant, l'accouchement terminé. Ce placenta, c'est le garde manger de votre bébé. Il est collé contre les parois de la matrice ; le sang de la mère y arrive par des gros vaisseaux artériels et veineux ; ces conduits communiquent avec d'autres conduits artériels et veineux, qui apportent le sang dans un cordon, le *cordon ombilical*, qui se fixe sur le placenta ; ce sang passe dans le cordon et entre dans le fœtus au niveau de son nombril, où le cordon se termine ; de là il circule dans le corps

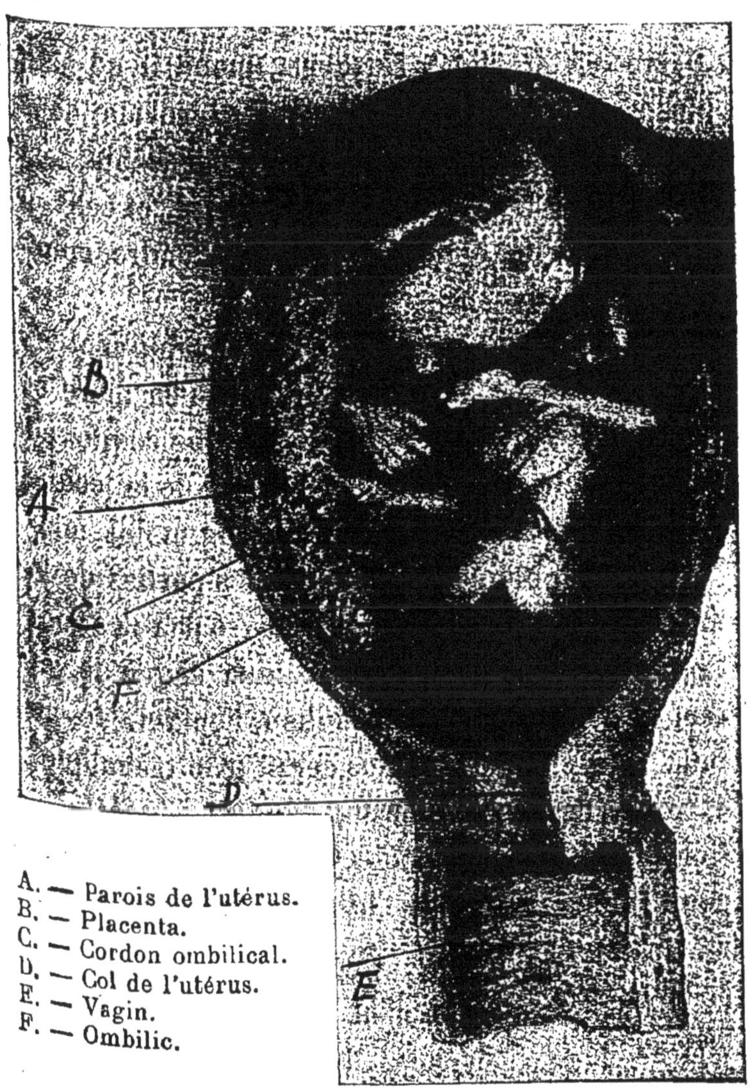

Figure IV. — Coupe de l'œuf vers le cinquième mois de la grossesse.

de l'enfant, qui s'en sert pour se nourrir, puis le digère en quelque sorte et, quand il ne peut plus servir, il repart par le nombril, revient dans le cordon ombilical, repasse par le placenta, est absorbé par les vaisseaux de la mère, et celle-ci est chargée de le purifier, et de le rendre nourrissant de nouveau.

Vous voyez donc bien comment s'établissent les communications aller et retour entre la mère et l'enfant. L'œuf est donc formé, comme coque, en partie par le placenta ; tout le reste de la coque est constitué par des feuilles plus ou moins minces, qui s'appliquent sur toutes les parties de la matrice que le placenta ne recouvre pas ; ce sont les *membranes* ; à l'intérieur de la coque de cet œuf est le liquide, et, au milieu, l'enfant. Je ne puis vous en dire plus ; ce serait trop technique, et trop en dehors de mon sujet, que je vais aborder immédiatement ; car vous n'avez pas encore beaucoup entendu parler de l'hygiène de la grossesse.

CHAPITRE III

PREMIÈRE VISITE AU MÉDECIN

CHAPITRE III

SOMMAIRE

Nécessité d'une visite précoce après la disparition des règles — Difficultés de l'accouchement de causes maternelles — Rachitisme — Difficultés de l'accouchement par mauvaises présentations de l'enfant — Présentation de la tête — Présentation du siège — Présentation de l'épaule.

CHAPITRE III

PREMIÈRE VISITE AU MÉDECIN

Une jeune femme est ou se croit enceinte. Quand doit-elle consulter pour la première fois un médecin ? *Jamais une première visite ne sera trop précoce :* mieux vaut s'adresser trop tôt au médecin que d'attendre le début d'accidents, dont on ne connaît pas toute la gravité possible. Le médecin, pendant la grossesse, prévient plutôt qu'il ne guérit ; son action est toute puissante en certains cas, et d'une première visite trop différée pourraient résulter la mort de l'enfant avant la naissance, ou de mauvaises présentations, souvent mortelles pour le fœtus, très souvent graves pour la mère.

Une femme est bien réglée, tous les vingt-huit

jours environ ; les règles apparaissent, semblables chaque mois en quantité, en durée ; un mois passe, pas de règles ; quelques malaises, quelques envies de vomir et c'est tout. C'est déjà beaucoup. Toute femme bien réglée, jusqu'alors et bien portante par ailleurs, doit se supposer enceinte, quand les règles ne viennent pas. *Jamais de règles pendant la grossesse ; qui dit règles, nie la grossese.* C'est un principe indiscutable. Des pertes de sang pendant la grossesse ; oui, c'est possible ; c'est fréquent, trop fréquent ; mais de règles jamais. Par conséquent, Madame, quand vous pourrez constater une page blanche au livre de vos règles, ne vous croyez pas malade ; n'écoutez pas les conseils ou les avis de vos amies, qui connaîtront madame une Telle, se croyant enceinte, parce que non réglée, et ne l'étant pas, ou ne se croyant pas enceinte, parce que bien réglée, et l'étant quand même. Vous attendrez votre époque ; elle a fait défaut ; dites-vous très franchement que vous avez quatre-vingt-dix-neuf chances sur cent pour être enceinte ; inutile de se précipiter chez le médecin aussitôt ; attendez un peu, mais pas trop longtemps ; vous iriez à cette époque qu'une seule réponse vous pourrait être faite : « Madame, vous êtes peut-être enceinte, probablement même ; repassez dans quinze jours ou trois semaines ; je vous donnerai une réponse ferme ». En sortant de cette consultation, ne dites pas : « Ce médecin, c'est un âne. Comment ! Il n'est même pas capable de me dire si je suis enceinte ». Eh non, madame, il n'appartient pas à la race de ce genre d'animaux, où, trop volontiers, on range un trop grand nombre de médecins. Pas de jugements téméraires. Où son tort commencerait, ce serait en vous donnant une fausse joie. Vos règles ont manqué : mais je vous ai dit au chapitre précédent que si grossesse il y a, elle peut ne dater que des jours qui ont précédé immédiatement l'absence de vos règles ; et vous voulez arracher le diagnostic ferme d'une grossesse qui, si elle existe, n'est peut-être vieille que de quelques jours. Pourquoi ne pas exiger du médecin qu'il découvre une grossesse de la veille ? Demandez beaucoup à la science ; mais pas l'impossible. Puisqu'une matrice contenant un fœtus met au moins neuf mois à atteindre son développement complet, songez qu'en quelques jours, elle aura bien peu augmenté.

Mais voici que vous vomissez, que tous vos repas ne restent qu'à l'état de souvenirs très passagers, courez chez le médecin, Madame ; il vous donnera un régime simple, vous rassurera si vous vous inquiétez à tort, vous infusera une inquiétude nécessaire, si vous négligez certains symptômes qui lui paraissent anormaux.

Résumons-nous donc : pas de règles, pensez que vous êtes enceinte. Attendez une quinzaine de jours, et même, si tout va bien, l'époque supposée des secondes règles à venir. Si quelque chose cloche auparavant, n'hésitez pas : le médecin tout de suite. Il vous mettra en face de la réalité, vous préparera à votre longue attente. Bonne précaution à prendre : recueillez dans votre entourage féminin, dans le cercle de vos parentes, amies, auprès de votre mère ou de votre belle-mère, tous les conseils possibles pour mener à bien et à terme une grossesse ; notez-les par écrit ; et demandez à votre médecin son avis sur ces prescriptions non médicales et désintéressées ; l'accoucheur y démêlera le bon du mauvais (le mauvais en quantité) et vous évitera une foule de petits remèdes de bonnes femmes, étranges, inutiles ou nuisibles. Croyez-le, vous ne le consultez que parce que la confiance vous mène vers lui ; réservez-la lui donc, et ne vous arrêtez pas à tout le papotage mondain de femmes bien intentionnées, mais parfaitement incompétentes.

Vous avez négligée de faire cette première visite précoce, les mois s'écoulent ; les vomissements cessent ; vous sentez l'enfant remuer ; votre ventre grossit progressivement ; vous avez conservé votre appétit. Tout va bien, pensez-vous ; il sera toujours bien temps d'aller voir le médecin à la fin ou de ne l'appeler qu'aux premières douleurs. Que de naïveté, Madame, que d'insousiance et que de dangers. Savez vous ce que vous risquez de la sorte : un accouchement extrêmement pénible, des manœuvres douloureuses, et, comme terminaison, après des souffrances prolongées, un enfant mort, et vous même très compromise trop souvent. Veux-je donc vous faire peur ? Non, Madame.

L'accouchement, si vous n'avez pas consulté, peut être très pénible, soit par cause maternelle, soit par cause dépendant d'une mauvaise présentation de l'enfant.

Difficultés de l'accouchement de causes maternelles.

Vous semblez de constitution parfaite, de taille moyenne, bien proportionnée, d'une santé habituelle excellente ; et cependant vous n'êtes bien taillée que pour vivre, mais pas pour faire naître. Autrefois, quand vous étiez toute petite, vous avez peut être marché tard, vers deux ans ; vos dents ont mal poussé ; puis vous avez rattrapé le temps perdu et tout oublié, vous et vos parents. Croyez-vous donc que votre mise en train dans la première enfance ait été indifférente ; deux ans d'attente pour vos premiers pas, ce n'est pas sans raison ; il y en a une qui domine tout : marche tardive égale *presque toujours rachitisme*, et rachitisme égale presque toujours maladie des os qui intéressent particulièrement l'accouchement, les os du bassin. Certes, vous portez toutes les apparences d'une belle et riche nature ; bien étoffé comme chairs, votre bassin l'est beaucoup moins bien comme os ;

entre autres, un mauvais passage (voir *fig.* V), que le rachitisme manque rarement, en arrière, là où la colonne vertébrale finit et où le bassin commence en prenant le nom de sacrum à

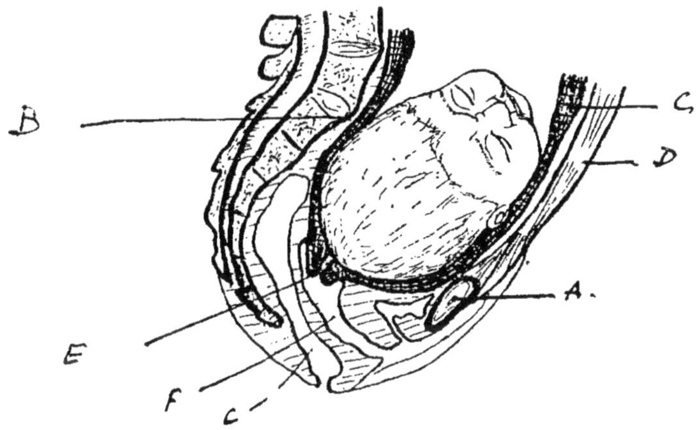

Figure V. — Coupe du bassin (Schématique).

A. — Symphyse pubienne.
B. — Promontoire.
C — Rectum.
D. — Paroi abdominale.
E. — Col de l'utérus.
F. — Vagin.
G. — Paroi utérine.

partir de ce niveau ; à la jonction de ces deux régions, l'os avance dans le bassin, ferme plus ou moins la porte d'entrée entre le ventre et le bassin ; or, pour sortir du ventre où il est contenu et pénétrer dans le vagin, le fœtus doit franchir ce passage périlleux ; si rien ne l'y gêne, il le dépasse, la tête la première, dès la fin du septième mois de la grossesse, chez une femme enceinte pour la première fois, et là attend sa délivrance. S'il se heurte à un obstacle, il est arrêté ; il passera peut être au moment des douleurs, mais pas toujours. Il faut que le médecin qui vous assistera dans votre accouchement le sache ; sans quoi comment agira-t-il, pris au dépourvu ?

En outre s'il trouve que, chez vous qui n'avez pas eu encore d'enfant, la tête du bébé n'est pas déjà descendue au huitième mois, il en cherchera partout la cause, vous imposera un repos ou des soins nécessaires ou indispensables pour une naissance à terme et avec le minimum de périls. Je vous l'ai déjà dit : le médecin pendant votre grossesse est tout puissant pour prévoir ; mais pour prévoir, faut-il encore qu'il voie.

Difficultés de l'accouchement par mauvaises présentations de l'enfant.

Vous n'ignorez certainement pas que le plus souvent l'enfant a la tête en bas pendant les quatre ou cinq derniers mois de la grossesse, et, à plus forte raison, au moment des douleurs. C'est là la position la plus favorable, la plus commune. C'est *la présentation de la tête.*

Quelquefois, c'est tout le contraire ; la tête reste au fond de la matrice, le siège en bas. C'est *la présentation du siège* ; l'accouchement est encore possible, mais, pour un premier enfant, combien pénible. Le siège, le tronc, les épaules sortent plus ou moins vite, plus ou moins facilement ; mais le bébé reste suspendu par la tête encore dans les organes génitaux ; elle ne sort pas seule ; le médecin exécute des manœuvres indispensables, douloureuses ; ce n'est plus un doigt qui pénètre dans le vagin, comme pour vous examiner, mais deux doigts, parfois la main entière, et vous souffrez, et votre enfant extrait naît souvent mort. Dans une présentation du siège, *vous ne possédez jamais, la certitude d'avoir un enfant vivant, jamais, jamais.* N'accusez pas encore une fois le médecin, mais bien vous-même, qui ne l'avez pas consulté assez tôt. Lui auriez-vous fait une visite, que, vers le sixième ou le septième mois, il constatait la mauvaise présentation du fœtus ; à ce moment, il pouvait le retourner, par l'extérieur, sans manœuvres internes ; l'enfant pivotait, et sa tête revenait en bas; plus tard, un mois de perdu, impossibilité absolue de le changer de place, avec toutes ses conséquences. Et vous hésiteriez, par incurie ou par paresse, à consulter de bonne heure.

Votre enfant naît par le siège ; il vit cependant, vous avez souffert davantage ; mais vous oubliez tout, puisque votre bébé vit. Il l'a déjà échappé belle. On pouvait craindre pis encore : qu'il *se présentât par l'épaule* ; supposez que, dans votre matrice, au lieu d'avoir la tête, comme d'ordinaire, ou le siège, bien souvent, en bas, la tête ou le siège se logent à droite ou à gauche de votre matrice ; votre utérus est surtout développé en hauteur, le fœtus s'y place en sens contraire, en largeur. Vous voyez bien souvent dans les rues de très larges tuyaux, destinés à servir de conduites de gaz ; vous avez vu ou pu voir parfois des gamins s'y glisser ; comment y entrent-ils ? la tête la première, ou les pieds en avant. Concevez-vous qu'ils puissent s'y glisser en voulant y pénétrer en travers ? Mais ils sont bien trop larges : ils y renonceraient bien vite. Votre bassin, Madame, est un tuyau, pardonnez-moi la comparaison, et votre enfant le gamin qui doit le parcourir. La tête en avant, bien, très bien ! les pieds les premiers, moins bien ; mais ça passe. S'il se présente à l'orifice supérieur en travers ; impossible d'entrer. Il mourra, lui, certainement, entraînant parfois sa mère dans la mort ; et même mort, il ne peut sortir. Le médecin doit aller l'extraire, vivant ou mort, introduire non seulement sa main, mais encore une grande partie de son bras pour le sortir vivant, ou le couper en morceaux dans le ventre de la mère, s'il est mort, heureux encore si, avant son intervention, la matrice n'est pas rompue dans le ventre, la rupture tuant la mère avant toute opération possible. Et croyez bien que la main ou les instruments, quelque propres qu'ils soient, sont toujours choses périlleuses pour une matrice ; les jours suivants, que de fois la fièvre se déclare, se terminant avec la guérison toujours longue et périlleuse, ou ne finissant qu'avec la malade !

Pensez-vous maintenant qu'il soit nécessaire de consulter un médecin de bonne heure. Il me semble que votre existence à vous deux, mère et enfant, valent bien un déplacement. Croyez-moi, n'hésitez pas, si vous avez négligé un examen et des conseils médicaux avant le sixième mois, vous n'avez que trop tardé ; voyez votre médecin pendant qu'il en est temps encore. Dans les chapitres suivants, vous vous confirmerez, par la connaissance des autres dangers que vous pouvez courir, la nécessité absolue de suivre ces conseils. C'est si facile, et de très graves accidents peuvent être parés par une seule visite.

CHAPITRE IV

HABILLEMENT DE LA FEMME ENCEINTE

CHAPITRE IV

SOMMAIRE

Corset. — Corset de grossesse. — Ceinture de grossesse. — Jarretières. — Souliers. — Flanelle.

CHAPITRE IV

HABILLEMENT DE LA FEMME ENCEINTE

La femme enceinte doit proscrire toute coquetterie, quand elle nuit à l'hygiène. Une femme enceinte n'est jamais grotesque ; elle ne peut que mépriser les gens qui la trouveraient telle. Elle s'habille non pas pour l'agrément du monde extérieur, mais en vue de sa santé personnelle et de l'enfant qui habite en elle. Les modifications du vêtement habituel portent : 1° Sur le corset ; 2° Sur les jarretières ; 3° Sur les bottines.

1° *Le corset.*

Que de fois avons-nous entendu cette phrase : « Docteur, je puis porter un corset, n'est-ce pas ?

Il ne me gêne pas ; il ne me serre pas. » Et que de fois avons-nous répondu « Non, Madame ; ce corset ne vous gêne pas, ne vous serre pas encore ; mais n'attendez pas qu'il vous gêne ou vous serre pour le supprimer. » Certes, pendant un, deux, trois mois même, et encore, la finesse et la sveltesse de la taille se conservent et au prix de quels efforts. Un corset est une mauvaise tentation ; on le serrait avant la grossesse ; habitude prise ; on le serre encore pendant la grossesse ; de bons muscles et de bons lacets, les uns tirant sur les autres, vainquent la résistance d'un ventre qui n'en peut mais. Et le contenu de ce ventre, matrice et fœtus, où se mettent-ils quand cette cage les emprisonne ? Et l'intestin refoulé hors de sa place habituelle par l'utérus qui se développe ? Et l'estomac ? Et vous vous étonnez des mauvaises digestions ! L'étonnant serait qu'elles fussent bonnes. Le contenant doit toujours être plus grand que le contenu : le contenu se développe ; le contenant ne bouge pas. Alors ? Alors, abandonnez le corset source d'oppression, de compression, de gêne. Un peu de liberté pour le prisonnier, de grâce. Achetez *des corsets, dits de grossesse* (V. *fig.* VI) ; plus de corsets rigides : un tissu souple ; sur les côtés, des bandes élastiques ; vous pourrez serrer ; les bandes élastiques joueront, et les barreaux de la cage s'élargiront de plus en plus.

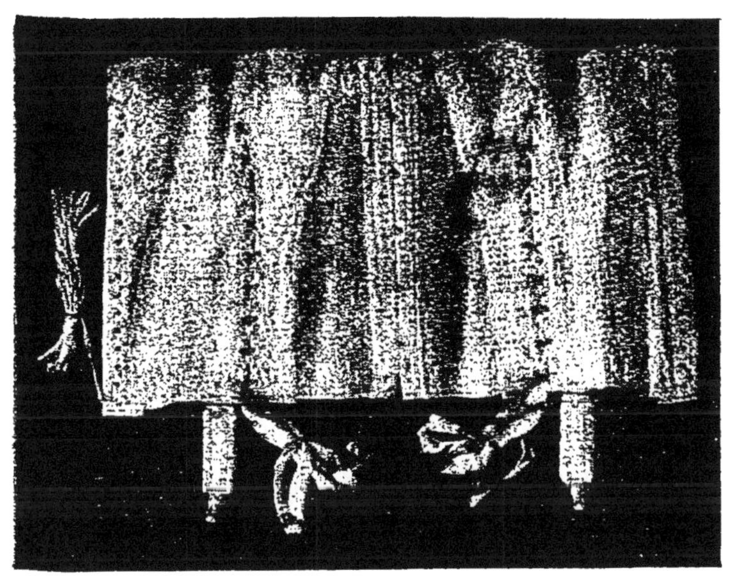

Figure VI. — Corset de grossesse.

Si vous devez proscrire le corset, instrument de torture pour la mère et l'enfant, soutenez toujours votre ventre ; c'est indispensable. Le corset de grossesse suffit, mais pas toujours. Après plusieurs grossesses, l'abdomen est trop souple, beaucoup moins résistant ; l'utérus, rempli, bascule en avant, en refoulant la paroi du ventre ; une barrière solide, extensible sans excès, devient nécessaire ; le corset de grossesse ne remplit plus ces indications. Prenez une *cein-*

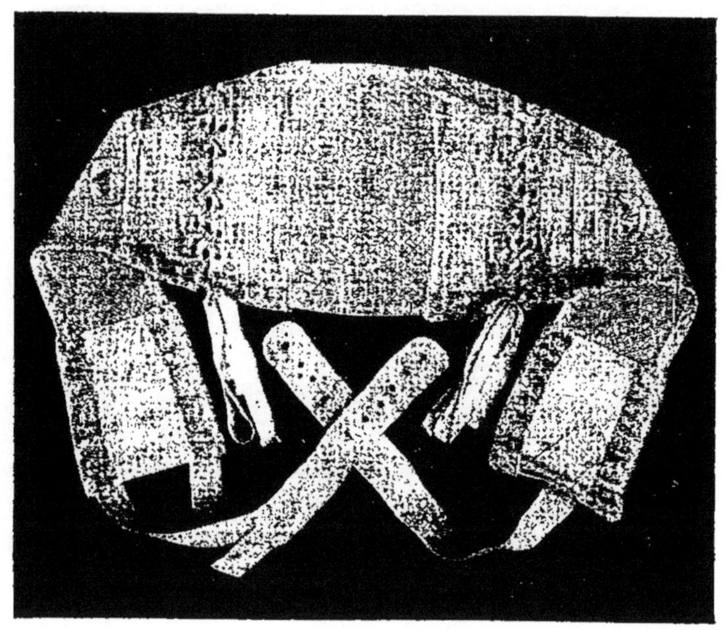

Figure VII. — Ceinture de grossesse.

ture en tissu élastique, (V. *fig.* VII) assez haute, dépassant largement en haut le nombril ; pour la maintenir en place, fixez-la en haut et en bas, surtout en bas, par des bandes élastiques, partant en avant de la partie inférieure de la ceinture, passant entre les jambes, et rejoignant en arrière la ceinture ; de simples jarretelles ne suffiraient pas. N'hésitez pas même à y ajuster en haut de véritables bretelles. En un mot, soutenez le ventre, soutenez le bien, mais ne le comprimez pas.

2° *Les jarretières.*

Pas de jarretières, jamais de jarretières ; je ne saurai trop le répéter. Toujours mauvaises chez la femme à tout âge, elles deviennent pires encore chez la femme enceinte. Réfléchissez une seconde : le sang qui vient du cœur se distribue aux jambes par les artères, puis revient au cœur par les veines ; il circule dans les artères de haut en bas, dans les veines de bas en haut. Il arrive du cœur aux cuisses, et trouve un cerceau serré, les jarretières, à franchir ; il passe parce que la pesanteur et les contractions du cœur le poussent ; puis le voilà obligé de remonter dans les veines ; la pesanteur agit contre lui, contre son courant ; il retrouve le cerceau des jarretières, mais n'a plus en remontant la force qu'il avait en descendant ; il s'amasse au-dessous et dilate les veines qui le contiennent ; les veines dilatées s'appellent les *varices*. C'est d'abord très laid à voir, ces vaisseaux bleus, gonflés, faisant poches ; c'est, en outre, très dangereux, par la rupture possible ; une varice qui se rompt, cela saigne, souvent beaucoup, souvent énormément, et cela peut s'infecter. Et la jambe grossit et les varices de même. Une femme enceinte, même sans jarretières, est un nid à varices ; ajoutez-lui des jarretières, et jugez. Au contraire, les jarretelles attachées d'une part au corset ou à la ceinture, d'autre part aux bas, ne compriment pas la jambe, et remplissent le rôle dévolu aux jarretières, retenir les bas. Donc, Madame, jamais de jarretières, toujours des jarretelles.

3° *Les souliers.*

Là encore, ne sacrifiez pas à la mode. Passez du Louis XV au moderne ; ayez des talons plats ; descendez de ces hauteurs inaccessibles ; monté sur ces talons d'un autre siècle, votre pied tourne ; ne l'avouez pas, mais constatez-le. Or, le pied ne doit pas tourner pendant la grossesse ; des chutes en résultent et une femme enceinte ne doit pas tomber.

Prenez des bottines solides, vous maintenant bien la cheville, sans la serrer, appuyant bien sur la semelle et le talon.

En dehors de ces quelques modifications à votre costume habituel, habillez-vous comme à l'ordinaire. Prenez garde au froid et garantissez-vous contre lui ; *le froid est l'ennemi de la femme enceinte.* Si le médecin, en examinant les urines que vous ne manquerez pas de lui soumettre, y a découvert de l'albumine, il vous recommandera de vous vêtir chaudement. Suivez rigoureusement ce conseil, comme tous les autres du reste ; *portez de la flanelle* ; une chemise de flanelle est légère, chaude, facile à supporter. Vous vous y accoutumerez très vite. Vous en abstenir pourrait vous jouer de très vilains tours.

CHAPITRE V

ALIMENTATION DE LA FEMME ENCEINTE

CHAPITRE V

SOMMAIRE

Modification de l'appétit. — Envies. — Vomissements ; leur gravité. — Régime lacté absolu. — Régime hydrique.

CHAPITRE V

ALIMENTATION DE LA FEMME ENCEINTE

Une femme enceinte bien portante, ne doit pas changer son alimentation ordinaire. Pourquoi la changerait-elle ? Parce qu'elle est enceinte ? Mais nous savons déjà qu'une femme enceinte n'est pas une malade. Elle ne devra donc modifier son alimentation que si elle est vraiment malade, en dehors ou à cause de la grossesse.

L'appétit est très variable, parfois exagéré ; il semble vraiment que la femme mange pour deux. A toute heure, tout aliment lui est bon ; la nuit même, la faim non satisfaite chasse la jeune femme hors de son lit, et la pousse à faire de véritables repas. Doit-elle se plier à toutes les exigences de son estomac qui crie famine et ne se satisfait pas ? Tout excès nuit, et le tube digestif surmené réagit tout aussi bien pendant la grossesse que dans la vie normale. Des repas réguliers, plus substantiels que d'habitude ; bien manger, mais ne pas mangeotter à toute heure du jour et de la nuit. Combien de femmes attribuent à leur état de grossesse des troubles digestifs, des malaises, et qui les verraient disparaître en revenant à une alimentation convenable !

D'autres fois tout le contraire se produit ; l'appétie diminue ou devient intermittent, surtout pendant les premiers mois. Seuls, certains aliments plaisent, et parfois les plus hétéroclites, qu'on ne saurait même qualifier d'aliments. Des envies bizarres se montrent ; l'entourage, tyrannisé, cède, à tort. Le pauvre mari, excédé, accorde tout. Et cependant jamais l'envie d'une femme enceinte non satisfaite n'a entraîné le plus petit désordre dans la santé de la mère ou de l'enfant. Ce sont récits de concierge, profession honorable, mais peu versée dans les choses médicales, que d'attribuer, par exemple, à l'envie d'une mère, avide de fraises, la présence chez l'enfant d'une petite tumeur qui ressemble à une fraise très, très vaguement. Pourquoi dans ces conditions une femme qui croise un nègre dans la rue n'accoucherait-elle pas d'un mulâtre ?

Quelquefois, enfin, l'alimentation est troublée par des *vomissements*, qui durent en général deux, trois ou quatre mois, rarement pendant toute la grossesse. Très souvent, la femme ne vomit que le matin, en se levant, un liquide incolore ; elle quitte son lit, abandonne la position horizontale pour se mettre debout, et, sans avertissement, sans que rien le lui fasse prévoir, un vomissement se produit et c'est tout ; c'est la fusée qui apparaît, éclate et disparaît. Dans d'autres cas, pendant ou après le repas, brusquement, la femme éprouve un besoin de vomir violent et rapide, à peine a-t-elle le temps de quitter la table ; elle mangeait avec plaisir ; le repas s'envole. La simple vue de certains aliments suffit même à provoquer le vomissement.

Malgré ces incidents désagréables, vous vous alimentez cependant, assez mal, mais suffisamment, et votre santé générale, malgré ces évacuations répétées, ne s'en ressent pas, ou très peu. Mais portez les choses au pire ; vous mangez, même une croute de pain : vous la vomissez ; vous buvez, même un verre d'eau : vous le vomissez. Rien ne passe : aliments solides, liquides, aussitôt pris, aussitôt rendus. Faut-il pour cela changer votre régime ? Sans doute ; le *vomissement est à tort considéré comme un symptôme normal de la grossesse* ; beaucoup de femmes enceintes vomissent, beaucoup n'en pâtissent pas ; quelques-unes en souffrent, au point de s'étioler, de dépérir, de maigrir et la terminaison en est quelquefois plus grave. Vous ne gardez rien ; une goutte d'eau, une mie de pain, rejetée aussitôt. Vous vous amaigrissez ; vous fondez ; vos traits se tirent ; vous vous pesez ; une semaine s'écoule, vous vous repesez ; la balance accuse un kilogramme, ou même davantage, de différence de poids en moins. Vous levez-vous ? La tête tourne ; des éblouissements, des syncopes, vous contraignent à regagner le lit au plus vite. Et les vomissements continuent ; vous ne mangez, vous ne buvez rien et cependant vous vomissez ; vous salivez énormément. Et la déchéance s'accuse. En très peu de temps, vous perdez des kilogrammes, vous n'êtes plus que l'ombre de vous-même. Pouvez-vous vous traiter seule à ce moment ? La nécessité vous impose le médecin, souhaitez qu'il ne soit pas trop tard.

Quand vous vomissez, Madame, consultez donc votre accoucheur ; il tentera d'abord de régler votre nourriture, de la rendre plus facile à digérer. Il supprimera les viandes rouges, les mets épicés, les ragouts, vous interdira le café, le vin, les alcools divers ; vos vomissements vous énervent bien suffisamment ; n'ajoutez pas d'autres causes à l'exaspération de votre système nerveux. Comme boisson, votre médecin vous prescrira un aliment merveilleux, qui a permis à bien des femmes enceintes de se tirer d'un état en apparence très grave, LE LAIT. Il vous en ordonnera d'abord à vos repas ; vous avez rayé le vin, blanc ou rouge, même étendu d'eau. Comme aliments des viandes blanches, des légumes. Si cela ne suffit pas, il vous mettra au *régime lacté absolu, je dis absolu :* rien que du lait, comme boisson ou aliment ; le lait est à la fois une boisson et un aliment. Prenez-en trois litres par jour, cuit, cru, bouilli, non bouilli si vous voulez, mais prenez en trois litres ; toutes les heures, toutes les demi-heures, quand vous voudrez, mais vos trois litres. Au début cela vous paraîtra fade, de digestion lourde ; vous surmonterez votre dégoût, et arriverez assez rapidement à supporter votre lait, en ayant soin de vous rincer la bouche avec de l'eau de Vichy après chaque tasse.

Si les vomissements persistent malgré tout, si vous continuez à maigrir, votre médecin supprimera le lait, et vous ne boirez plus que de l'EAU. Il est évident que seuls les cas particulièrement graves comportent un pareil traitement, mais alors c'est votre vie que vous jouez. Parfois même, votre existence, sérieusement menacée, ne sera conservée que par une détermination très grave et très pénible du médecin : *interrompre la grossesse;* disons le mot, vous faire avorter. Il semble que le petit fœtus (je dis petit, car c'est toujours vers deux mois et demi, trois mois, plutôt avant qu'après, qu'une telle intervention est nécessaire), il semble donc que cet embryon ne puisse être toléré par vous ; son expulsion vous permet de revenir à la vie, de récupérer vos forces, votre embonpoint, lentement, mais sûrement.

Nous allons voir dans un instant combien le régime joue encore un rôle important, capital, dans d'autres maladies de la grossesse, dans l'albuminurie, par exemple, et dans bien d'autres cas, que nous examinerons en cours de route.

En résumé, si votre grossesse se comporte bien, ne changez rien à votre alimentation habituelle, ni à vos heures de repas. Si vous vomissez, consultez aussitôt un médecin ; n'en laissez pas passer l'heure, et suivez ses prescriptions à la lettre. Vous savez que vous vomissez ; vous ne savez pas combien de temps vous vomirez, ni quelle sera la fin de vos misères.

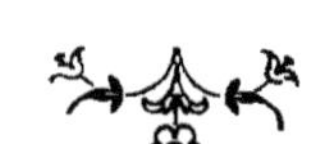

CHAPITRE VI

DIGESTION DE LA FEMME ENCEINTE

CHAPITRE VI

SOMMAIRE

Constipation. — Soins dentaires. — Soins contre la constipation : purgation, lavements, cachets. — Traitement des hémorrhoïdes.

CHAPITRE VI

DIGESTION DE LA FEMME ENCEINTE

Ce n'est pas tout que de bien manger ; il faut encore bien digérer. Si ceci est vrai en tout temps, c'est de la plus haute importance pendant la grossesse. Les vomissements, nous avons vu ce qu'il faut en penser : on doit les combattre.

On ne négligera pas davantage la constipation. — Même non enceinte, la femme est très souvent une constipée : c'est son « tempérament ». Tous les deux ou trois jours son intestin se rappelle à son souvenir, et encore doit-elle utiliser, pour avoir un résultat appréciable, des purgations, des lavements. Durant la grossesse, c'est bien pire ; rien ne va plus. Ce ne sont plus deux ou trois jours qui s'écoulent sans alarme, c'est une semaine. L'intestin devient de plus en plus inactif. Au début, aucun trouble appréciable n'en résulte ; mais, à la longue, des malaises vagues, des maux de tête apparaissent. La femme mange, souvent plus, et ne rend rien. Cette accumulation de matières dans l'intestin amène un véritable empoisonnement ; l'estomac se dilate ; la bouche est amère, pâteuse, l'appétit disparaît. Vous mangez trop ; peut être aussi mangez vous mal ; votre appétit exaspéré vous fait avaler vos aliments, à peine mâchés. Des gros morceaux de viandes, de vastes bouchées de salades (car certainement, Madame, vous aimez la salade et toutes les crudités vinaigrées, comme toute femme qui se respecte), passent directement de votre bouche dans votre estomac, jusqu'à ce que l'estomac se fâche.

1° Soins dentaires.

Joignez-y une *dentition défectueuse.* Et c'est complet. Votre dentiste doit aider l'œuvre de votre accoucheur ; à mauvaise dentition, mauvaise mastication. Votre coquetterie habituelle, bien entendue dans l'espèce, vous mène, je l'espère, fréquemment chez votre dentiste ; rapprochez vos visites, quand vous êtes enceinte. Si vous avez de bonnes dents, bien portantes, vous mâcherez mieux, donc digérerez mieux. Quand vous deviendrez enceinte, vous serez plus sujette qu'une autre femme aux inflammations de la bouche et surtout des gencives ; vos gencives gonflent, saignent ; vos dents se déchaussent ; prévenez par les soins dentaires ; guérissez par une propreté irréprochable de la bouche. Chaque matin, après chaque repas, et chaque soir, avant de vous coucher, brossez vous les dents et rincez vous la cavité buccale avec une solution antiseptique légère.

Le professeur Pinard recommande la formule suivante :

Alcoolat de cochlœaria } *ãã*
Hydrate de chloral }

badigeonner légèrement les gencives avec un pinceau à aquarelle, trempé dans ce mélange. Ne laissez pas séjourner de débris d'aliments entre vos dents. Conservez ces organes ; ils sont précieux ; et l'artificiel ne supplée jamais complètement la nature.

2° Soins contre la Constipation.

Voilà donc vos dents préparées à leur rôle, impeccables ; mais la bouche n'est hélas qu'une faible partie du tube digestif. Votre intestin sommeille. N'attendez pas pour porter remède à votre constipation de vous en sentir gênée. Allez à la garde robe, sinon tous les jours (n'exigeons pas trop), au moins tous les deux jours. Le régime, là encore, intervient. Ne vous bourrez pas d'aliments épais, lourds, de digestion difficile. Mangez lentement ; mâchez bien. Le matin en vous levant, une tasse de café au lait commencera votre journée avec avantage. Au déjeûner de midi, des viandes blanches ; peu de viandes rouges ; pas de sauces compliquées ; des légumes, en purées si vous les aimez, la digestion en est facile ; des fruits crus, cuits c'est préférable. Pas de vins généreux, un peu de café ; pas de liqueurs. Le soir, mangez beaucoup moins ; le rêve serait de vous passer de viandes. Bien entendu, si votre intestin ne se plaint pas, ni votre rein, mangez comme d'habitude, sans excès.

Mais la constipation persiste ; le régime ne l'atténue pas, que faire ? purgations ou lavements, direz-vous ! Purgation, sans doute ; dans quelques cas, elle est le traitement de choix ; nous le verrons plus tard. Usez-en ; n'en abusez pas. Essayez, vous vous trouverez bien, de prendre le matin à jeun, pendant huit jours, une cuillerée à café d'huile de ricin. Puis cessez ; vos fonctions rétablies vous le permettront. Sachez d'ailleurs que contrairement au préjugé répandu, une purgation n'a jamais fait accoucher une femme avant terme. Des lavements, moins bons ! Ils rendent votre intestin paresseux ; il s'y habituerait, et vous ne pourriez plus vous en passer. Une pilule d'un laxatif léger, le soir avant de vous coucher, vous donnera souvent de bons résultats, ou mieux un *cachet de cinquante centigrammes de cascara sagrada.* C'est inoffensif, et d'un excellent effet. Pas de selles abondantes, c'est inutile, mais des selles régulières. Vous vous porterez beaucoup mieux, et supporterez bien plus vaillamment votre grossesse.

3° Soins contre les hémorrhoïdes.

Je ne vous ai encore parlé que de la bouche et de l'intestin ; mais, pendant votre grossesse, vous souffrirez bien souvent d'une autre partie de votre tube digestif, de la porte de sortie, de l'anus ; à un certain moment, apparaîtront au dehors des paquets plus ou moins gros de veines dilatées, de varices de l'anus : des *hémorrhoïdes* en un mot. Votre matrice augmentée de volume, votre constipation, empêchent comme les jarretières aux jambes, le sang de circuler. Vous souffrirez parfois beaucoup de ces hémorrhoïdes. Déjà peu tentée d'aller à la garde robe, vous en perdrez toute envie, car, à chaque tentative, vous ressentirez des douleurs à crier. Et ces varices augmentent souvent au point de ne plus pouvoir rentrer. Pour les prévenir, évitez la constipation, et, malgré tout, vous n'y échapperez pas toujours. Quand elles sont déclarées, combattre énergiquement la paresse de votre intestin ; prendre des bains chauds, ou de simples bains de siège ; appliquer sur la région malade des compresses, plongées dans de l'eau très chaude ou très froide ; suivant le cas, la chaleur ou le froid réussit. Si ces petites manœuvres ne suffisent pas, votre médecin vous indiquera des pommades, qui calmeront la douleur et vous permettront d'attendre le moment où, la crise passée, les hémorrhoïdes se feront plus ou moins oublier.

Vous voyez donc, Madame, que votre hygiène digestive a la plus haute importance pendant votre grossesse ; rien n'est à négliger , ni l'intestin lui-même, ni la porte d'entrée, la bouche, ni la porte de sortie, l'anus. Une alimentation bien réglée, vous évitera bien des petits ennuis, ou des troubles plus graves, ou même des accidents redoutables.

CHAPITRE VII

LES URINES DE LA FEMME ENCEINTE

CHAPITRE VII

SOMMAIRE

Quantité des urines. — Qualité des urines. — Présence du sucre. — Différentes espèces de sucres. — Glucose, lactose. — Recherche du sucre. — Albumine : recherche de l'albumine; dosage. — Symptômes de l'albuminurie.

CHAPITRE VII

LES URINES DE LA FEMME ENCEINTE

Dans le chapitre précédent, j'ai essayé de vous montrer combien il est important pour une femme enceinte d'évacuer son intestin régulièrement; mais les résidus de la digestion ne sont pas tous chassés par l'intestin. Les reins et la vessie, les uns produisant l'urine, l'autre la recevant et la rejetant en dehors par l'urèthre, jouent un rôle prépondérant pendant la grossesse. Il est utile qu'une femme enceinte ait des gardes robes régulières; il est nécessaire qu'elle urine suffisamment, et que les urines ne contiennent rien de mauvais.

Quantité d'urine.

Avant de connaître la qualité de vos urines, sachez-en d'abord bien exactement la *quantité* émise en vingt-quatre heures. Pourquoi ? Parce que quand vous urinez beaucoup ou très suffisamment, les mauvaises choses, contenues dans cette urine, ont beaucoup moins de gravité ? Mais encore combien, me direz-vous, devez-vous uriner chaque jour ? Quand n'est-ce pas assez ? Quand est-ce trop ? Trop, ça n'existe jamais. Vous devez uriner davantage, quand vous êtes enceinte, pour uriner assez. Supposons que, en dehors de tout état de grossesse, la quantité de vos urines s'élève à cinq ou six cents grammes par vingt-quatre heures, dites-vous bien que pendant votre grossesse, vous devez uriner une quantité au moins égale. Plus, c'est tant mieux ; moins, cela donne à réfléchir, surtout si la diminution est rapide. A ce moment, une consultation s'impose.

Quand donc vous ferez votre première visite au médecin, sachez combien vous urinez par jour ; c'est facile à constater. Ayez un bocal en verre, pouvant contenir trois ou quatre litres ; versez y toutes vos urines pendant vingt-quatre heures. Commencez le matin en vous levant, et ne cessez que le lendemain matin à la même heure. Sur les parois du bocal, sont marqués des chiffres, 100, 200, 300, etc., qui vous indiquent le nombre de grammes d'urine. Pendant deux ou trois jours continuez de même, et, en arrivant chez le médecin, vous pouvez lui dire combien vous urinez en moyenne. Il saura ainsi la quantité de vos urines ; c'est déjà beaucoup, ce n'est qu'une partie des renseignements à lui fournir. Il doit encore connaître ce que votre urine contient de normal et surtout d'anormal.

Qualité des urines.

Apportez donc, à votre première visite à l'accoucheur, une fiole, suffisamment grande, de 200 grammes environ. Vous y avez mis de votre urine prélevée sur la quantité totale des vingt-quatre heures ; vous ne donnez ni la première urine du réveil, ni celle émise après le repas. Tâchez de la recueillir vers les onze heures du matin ; ce sera la bonne. Si vous préférez, et peut-être est-ce meilleur encore, faites faire par le pharmacien une analyse complète, je dis **complète** à dessein ; spécifiez-le bien en lui remettant vos urines. De la sorte votre médecin saura leur composition exacte quand vous lui remettrez le résultat de ces recherches. Si vous avez négligé de le faire, ne soumettez au médecin que le contenu de votre flacon ; si l'examen est moins complet, il portera cependant sur les deux éléments principaux qui peuvent exister anormalement dans l'urine pendant la grossesse : le sucre et l'albumine.

Sucre.

Dans un examen courant, on recherche assez rarement le sucre ; sa présence n'est cependant pas exceptionnelle, mais sa signification est bien différente suivant sa qualité. Les savants reconnaissent entre autres, deux espèces de sucres, le *lactose* et le *glucose*. Le *lactose*, c'est le sucre de lait. Le sucre du lait ; si vous en avez dans votre urine, ne vous en effrayez pas ; c'est, pour mieux me faire comprendre, si vous voulez, du lait dans l'urine. Quand l'enfant naîtra, le lait sortira au dehors par vos seins ; il ne sort pas pendant votre grossesse ; il passe en partie dans votre sang et de là dans vos urines, et on le retrouve sous forme de lactose. Ce que je vous dis n'est pas du tout scientifique, mais écrit uniquement dans le but de vous en faire comprendre la signification. Au contraire, si c'est du *glucose*, le mauvais sucre, le sucre du vrai diabète, méfiez-vous ; une quantité dépassant deux grammes par litre est déjà inquiétante.

Je prévois votre objection ; comment savez-vous, d'abord si vous avez du sucre, ensuite si c'est du lactose ou du glucose. Pour savoir si vous avez du sucre, vous avez à votre disposition des moyens simples et que vous pouvez employer vous-même. Il existe un liquide, appelé *liqueur de Fehling*, peu vous en importe la composition ; c'est un liquide bleu clair, transparent. Prenez-en chez votre pharmacien cinquante grammes environ, vous en aurez suffisamment pour plusieurs examens. Ayez d'autre part chez vous un tube, dit tube à essai, que vous trouverez chez tous les marchands de verre et dans toutes les pharmacies. C'est un simple tube en verre, fermé à une extrémité, haut de quinze centimètres environ, d'un diamètre de un centimètre et demi à deux centimètres. Versez dans ce tube quelques grammes de votre liqueur de Fehling, en remplissant à peu près le quart inférieur ; puis présentez le tube, ainsi rempli en partie, à la flamme d'une lampe à alcool. Pour ne pas vous brûler, tenez le tube avec une pince, ou simplement avec les doigts en le prenant par l'extrémité supérieure, opposée à celle que vous chauffez à la flamme. Chauffez jusqu'à ce que le liquide bouille ; c'est facile à voir. A ce moment, prenez l'urine que vous avez déjà recueillie et que vous voulez examiner. Versez-en dans le tube une quantité à peu près égale à celle de la liqueur de Fehling, qui s'y trouve déjà, et chauffez le tout jusqu'à ébullition. S'il n'y a pas de sucre, le liquide de Fehling reste bleu et transparent ; si, au contraire, l'urine contient du sucre, vous voyez apparaître une coloration rouge, rouge brique, très caractéristique, à laquelle vous ne pouvez vous tromper. La couleur est-elle plus ou moins foncée, il y a plus ou moins de sucre dans votre urine. Mais la mesure n'est qu'approximative ; vous en ignorez encore la quantité par litre d'urine, et surtout vous n'avez aucune notion de la qualité du sucre, lactose ou glucose. Seule une analyse complète de l'urine par un pharmacien peut vous renseigner ; vous ne possédez aucun moyen pratique pour en faire la différence. Si donc par ce procédé simple, à la portée de tous, vous décelez du sucre, portez vos urines chez le pharmacien, en lui demandant de l'examiner au point de vue sucre, et en spécifiant bien qu'il vous dise s'il s'agit de glucose ou de lactose.

Ne vous effrayez pas si l'on constate du sucre dans vos urines. Quand c'est du glucose, voyez votre médecin ; quand il s'agit de lactose, dites-vous bien que vous n'avez rien à craindre ; cependant ne le laissez pas ignorer à votre accoucheur.

Albumine.

Sucre dans l'urine, peu d'importance ; mais ce n'est pas tout. Si beaucoup de sucre ne doit vous inquiéter qu'au minimum, par contre une quantité même minime d'un autre produit, *qui ne doit jamais s'y trouver*, exigera une visite immédiate à votre médecin. Je veux parler de l'*albumine*. De simples traces ne vous laisseront pas indifférente ; vous ignorez si, le lendemain où même quelques heures après, votre urine n'en contiendra pas des flots. L'albuminurie chez une femme enceinte comporte toujours, *je dis toujours*, un pronostic grave pour la mère et l'enfant ; si vous ne vous soignez pas dès sa première apparition, l'avenir de votre enfant, et le vôtre, s'assombrissent singulièrement. Je vous dirai plus tard tous les troubles d'une gravité exceptionnelle que l'albumine entraîne à sa suite.

Sachez donc dépister sa présence. Rien n'est plus facile que de reconnaître l'albumine dans les urines. Vous pouvez vous-même l'y chercher, et non seulement savoir si vos urines en contiennent, mais combien elles en contiennent par litre.

Dès que la première moitié de votre grossesse se termine, plus tôt même, si vous êtes très consciencieuse, examinez vos urines. Plusieurs procédés sont à votre disposition, aussi simples les uns que les autres, les uns plus sûrs que les autres,

Supposons tout d'abord que vous vouliez savoir, non pas combien vos urines contiennent d'albumine, mais s'il en existe. Vous avez le choix : ou bien vous vous servirez d'acide nitrique, encore appelé acide azotique ; ou bien vous vous servirez d'acide acétique. Prenons d'abord l'ACIDE NITRIQUE. Dans un tube, semblable à celui que vous avez employé pour la recherche du sucre, versez de vos urines, jusqu'à moitié du tube environ ; puis doucement le long des parois du tube, laissez couler quelques gouttes d'acide nitrique ; ou bien rien ne se produira, vos urines resteront claires et limpides, ou bien elles se troubleront. Si rien n'apparaît, dissipez vos craintes : l'albumine ne vous connaît pas. Si, à la partie supérieure de la couche d'urine, apparaissent des cercles de couleurs différentes, aiguisez votre vue. Souvent un cercle rougeâtre se montre, très souvent même, négligez et passez. Mais quand vous apercevez du blanc qui se dessine, méfiez-vous ; ce peut-être de l'albumine ; mais c'est un procédé décevant ; car ce que les savants appellent des urates, chose sans importance spéciale, donne la même réaction. Comment distinguez-vous les urates, indifférents, de l'albumine, mauvaise ? L'acide nitrique ne vous permet pas cette distinction, et c'est pourquoi je ne vous la conseille pas. Il risque de vous alarmer à tort.

Combien est plus fidèle et plus sûr un moyen aussi simple, et qui ne trompe pas ! Prenez un tube du même modèle (ayez en plusieurs chez vous ; ils sont fort peu coûteux). Vous y versez de l'urine jusqu'à moitié environ. D'autre part, vous avez une lampe à alcool (quel ménage bien ordonné n'en possède pas ?) Vous présentez à la flamme de votre lampe, pas tout près de la mèche, mais à l'extrémité de la flamme, votre tube contenant l'urine. Faites en sorte que seulement la partie supérieure de l'urine, dans un espace de deux à trois centimètres soit exposée à la flamme (*Fig.* VIII). Prenez garde de vous brûler ; tenez le tube par le fond. Attendez de voir bouillir l'urine pour écarter votre tube de la chaleur ; laissez même bouillir pendant quelques secondes, en faisant attention à ce que l'urine bouillante ne jaillisse pas de l'ouverture du tube ; quand vous apercevez le bouillonnement tendant à s'échapper, retirez le tube un instant, puis remettez-le. Comme avec l'acide nitrique, ou bien l'urine reste claire, et vous êtes rassurée, ou bien la partie toute supérieure, celle que vous avez chauffée, devient blanchâtre, tandis que la partie inférieure non chauffée reste claire. La région troublée l'est plus ou moins. Est-ce de l'albumine ? Sont-ce des urates ? Alors que l'acide ni-

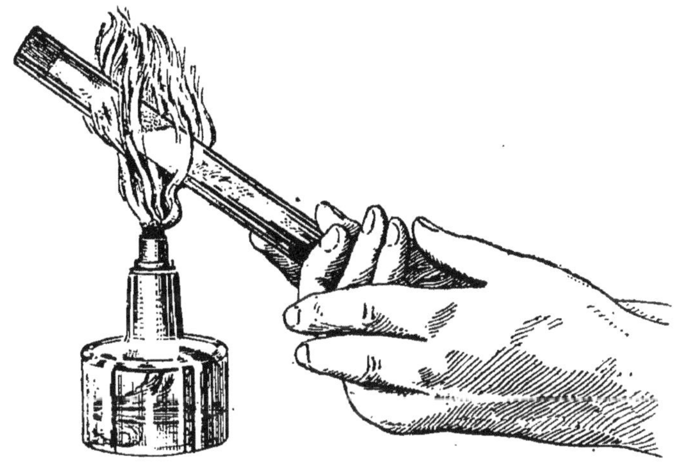

Figure VIII.

trique ne vous permettait pas de les distinguer, vous allez pouvoir très facilement en faire la différence. Ecartez votre tube de la flamme, mais n'éteignez pas la lampe. Puis, votre tube écarté, versez sur ses parois, très doucement, très prudemment, quelques gouttes, très peu, très peu, d'ACIDE ACÉTIQUE. Vous verrez les gouttes descendre en glissant le long du tube et atteindre la couche d'urine troublée. Appelez alors à vous toute votre attention ; quand l'acide rencontrera l'urine, souvent le trouble disparaît, et l'urine redevient aussi claire qu'avant de l'avoir chauffée ; réjouissez-vous ; seuls les urates étaient en jeu, en tout cas pas l'albumine. Mais le trouble ne se dissipe pas par l'arrivée de l'acide ; au contraire, il s'épaissit ; des flocons, des grumeaux apparaissent. Vos craintes se justifient ; la fâcheuse albumine réside dans vos urines.

La constatation est faite ; vous êtes albuminurique. Courez, courez bien vite chez votre médecin, et dites-lui ce que vous avez trouvé dans vos urines. Il vous demandera combien elles contiennent d'albumine. Votre examen ne saurait le renseigner ; vous savez que l'albumine existe ; vous en ignorez la quantité. Un autre moyen très simple, à la portée de tous et de toutes, vous donnera les résultats, sinon mathématiques, mais relativement exacts. Achetez, chez votre pharmacien, *un tube, dit d'Esbach*. Voyez en le dessin ci-contre. C'est un tube à essai ordinaire, mais plus ou moins effilé à son extrémité inférieure ; remarquez en outre que des signes sont tracés sur la paroi, en partant de bas en haut 1/2, 1, 2, 3, 4, 5, 6, 7, puis au-dessus la lettre U, puis bien au-dessus la lettre R. Chez votre pharmacien, demandez *du réactif d'Esbach*, comme le tube; c'est un liquide jaune, dont la composition vous importe peu. Versez de l'urine dans le tube jusqu'à la lettre U, pas plus, mais pas moins ; puis versez du réactif d'Esbach jusqu'à la lettre R, pas plus, mais pas moins. Bouchez le tube avec un bouchon en caoutchouc qui vous sera livré en même temps. Agitez. Vous verrez se former un mélange plus ou moins épais. Mettez le tube contenant le mélange, *dans la position verticale, pendant 24 heures*, pas 12 heures, pas 20 heures, mais bien 24 heures. Ce délai écoulé, vous apercevez au fond du tube un dépôt blanc, plus ou moins abondant ; regardez à quelle hauteur il arrive ; s'il atteint la marque 1/2, ou 1, ou 2, vous saurez que vous avez 1/2 gramme, un gramme, ou deux grammes *d'albumine par litre d'urine* dans les 24 heures (*fig.* IX). En répétant cet examen fréquemment, vous savez si la quantité d'albumine augmente, diminue, ou reste stationnaire.

J'espère vous avoir inspiré des craintes salutaires de l'albuminurie ; je voudrais vous en donner la terreur et l'angoisse. *Sachez bien que vous ne devez pas en avoir trace pendant toute la grossesse*, et la moindre trace est déjà une complication. J'exagère, me direz-vous. Oh! que non! Mais pourquoi donc est-ce si terrible? Tout simplement parce que la vie de votre enfant et la vôtre sont en jeu; les deux en valent la peine, me semble-t-il. « Mais, docteur, vous m'affolez; comment savoir si je suis albuminurique? » Examinez ou faites examiner vos urines, même quand vous vous croyez dans l'état de santé la plus parfaite, au moins une fois par mois pendant les sept premiers mois de votre grossesse; deux fois par mois dans le huitième mois; une fois par semaine dans le neuvième mois. Toute négligence de votre part peut déterminer les plus graves accidents pour vous et pour votre enfant.

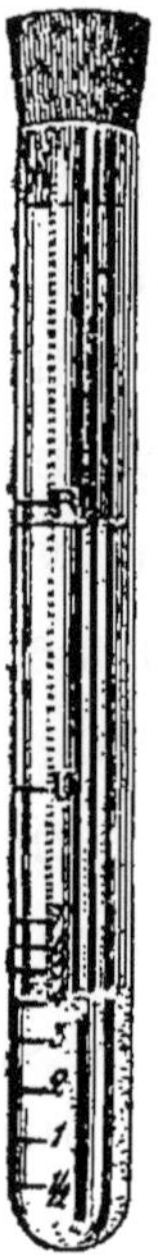

Fig. IX.

Albuminurie, symptômes.

Mais, ajoutez-vous, je saurai bien par quelque symptôme que mes urines contiennent de l'albumine ; la nature poussera un cri d'alarme. Souvent non, Madame, et la première manifestation sera la mort de l'enfant, ou bien une crise d'éclampsie. Heureusement, si j'ose m'exprimer ainsi, dans la plupart des cas l'organisme crie casse cou. Des maux de tête persistants, très douloureux, vous accablent ; votre vue n'a plus la même acuité ; un brouillard s'étend devant vos yeux ; vos oreilles bourdonnent ; vous digérez mal et vous souffrez particulièrement de l'estomac ; craignez les douleurs du creux de l'estomac, la barre, pendant la grossesse ; mauvais signe. Vos jambes enflent ; l'enflure monte peu à peu, gagne votre ventre, la région des reins. Un seul de ces symptômes suffit pour vous faire soupçonner l'albuminurie ; si vous avez négligé l'examen des urines, ne différez pas. Craignez le pire.

Pourquoi donc l'albuminurie est-elle si grave ? Parce qu'elle montre que vous êtes véritablement empoisonnée. Votre sang est impur ; alors que, par le rein et le foie, il doit *rejeter* les impuretés qui s'accumulent en vous pendant la grossesse, il arrive surchargé de tous ces poisons dans le rein et le foie. Quand le rein et le foie ne suffisent plus, quand ils n'arrêtent pas ce courant infecté, qu'ils le laissent passer, tout l'organisme s'imprègne de ces impuretés ; le rein s'irrite ; il réagit, et l'albumine envahit les urines. L'albuminurie n'est donc grave que parce qu'elle traduit un empoisonnement général, dont les maux de tête, les troubles de la vue, les douleurs d'estomac ne sont que des symptômes.

A côté de ces tristesses, je vous mets la consolation. Vous pouvez prévoir l'albuminurie, et, quand elle existe, la guérir. Je dis d'abord que vous pouvez la prévenir. Craignez avant tout le froid, ce grand ennemi de la femme enceinte ; méfiez-vous de ces saisons traîtresses, le début du printemps et la fin de l'automne ; vous vous découvrez trop tôt et vous vous couvrez trop tard. Ce sont les deux mauvais pas à franchir pour la future mère. Un coup de froid et l'albuminurie marche avec tout son triste cortège. Vous voilà prévenue ; agissez en conséquence.

Vous connaissez déjà les grands et principaux chapitres de l'hygiène de la grossesse. Aller régulièrement à la garde-robe, ce qui équivaut à débarrasser votre intestin de ses impuretés. Faire en sorte que vos urines soient abondantes, surtout en cas d'albuminurie. Vous savez comment remédier à tous ces troubles, frères l'un de l'autre, les vomissements, l'albuminurie, les troubles de la vue, de l'estomac, que sais-je encore. Le *régime lacté*, le *régime lacté absolu* ; c'est le grand, c'est l'unique sauveur, si facile à suivre ; avec lui, pas de grandes notes chez le pharmacien ; pas de médicaments, qui fatiguent et usent un estomac déjà intolérant. La bonne, la saine hygiène, le bon, le simple lait. Vous vous en fatiguerez, peut-être ; songez que lui seul vous conserve, vous et votre enfant, sains et saufs ; un peu de gêne, momentanée, ne me semble pas excessive pour le résultat cherché.

CHAPITRE VIII

EXERCICES PHYSIQUES. — VOYAGES

CHAPITRE VIII

SOMMAIRE

Marche. — Voiture. — Métropolitain. — Automobile. Chemin de fer.

CHAPITRE VIII

EXERCICES PHYSIQUES. — VOYAGES

Pouvez-vous, pendant votre grossesse, mener votre vie habituelle, voyager, faire des sports divers? Oui et non. Oui, si vous vous portez bien, et à certaines époques ; non, si une anicroche survient et à certaines périodes. C'est au début et à la fin de la grossesse que vous prendrez les plus grands ménagements : **C'EST A CES DEUX MOMENTS QUE LES ACCIDENTS SE PRODUISENT LE PLUS FRÉQUEMMENT ; VOUS VOUS MÉFIEREZ DONC.**

La marche, la voiture, la bicyclette, l'automobile, le chemin de fer, sont, il me semble, les sports et moyens de transports qui se disputent vos faveurs. Les accoucheurs de la génération suivante devront sans doute envisager l'aéroplane ; nous n'en parlerons pas, sinon pour vous signaler le danger des atterrissages un peu brusqués, qui cassent du bois et le reste.

Auxquels et dans quelles mesures donnerez-vous vos préférences.

1° *La Marche.*

Ne la redoutez pas ; ne restez pas, sauf dans quelques cas spéciaux, enfermée chez vous pendant neuf mois. Marchez tous les jours ; c'est d'un excellent effet sur la santé générale ; vous digérerez mieux, et, ô prodige, la constipation vous guettera moins. Usez, n'abusez pas. N'attendez pas la fatigue pour vous reposer : et, surtout, Madame, évitez les stationnements et les piétinements prolongés dans les magasins de nouveautés ; ne vous laissez pas tenter par les réclames alléchantes, vous promettant les occasions les plus exquises dans des expositions fabuleuses ; vous payerez moins cher peut-être, ne faites pas que l'enfant paye pour vous. Dans ces galeries surchauffées, assaillies par une foule avide, bousculante, cahotante, la lassitude vient beaucoup plus vite. Vous y respirez un air d'une composition désastreuse. Prenez patience : votre grossesse verra son terme ; elle passera ; les expositions de blanc resteront.

Marchez donc chaque jour, une demi-heure, une heure ; ou bien asseyez-vous dans un jardin, un parc ; un Luxembourg, un bois de Boulogne, un parc Monceau, sont facilement accessibles, à vous, Parisienne. Etes-vous en province ? L'air plus vif dans des boulevards largement aérés vous rendra plus légère. Vous avez besoin de respirer, d'avaler de l'oxygène ; adressez-vous à la fabrique, l'air bienfaisant.

2° *La voiture.*

Il y a voitures et voitures, pavés et pavés. Une voiture bien suspendue, roulant sur un bon pavé, c'est le rêve, mais l'un ou l'autre, ou l'un et l'autre peuvent pécher. Dans les grandes villes, à Paris même, tout n'est pas parfait, vous en savez quelque chose. Alors que dans certains quartiers, ou dans certaines rues de certains quartiers, la voiture glisse sans à coup, brusquement le calme fait place à la tempête ; le bois du pavé se transforme en pierre, et quelle pierre !

Avant de prendre une voiture, sachez dans quelles conditions et par quelles voies elle vous mènera au but. Un tramway vaut mieux qu'un omnibus ; je parle de ces omnibus antiques, traînés par des chevaux du même âge, qui, cahin-caha, épousent par leurs roues toutes les aspérités du pavé parisien, sans en laisser passer aucune. Rejetez les autobus ancien modèle, affligés de la même suspension que leurs anciens congénères à chevaux ; ils semblent exaspérés par la suppression des animaux étiques qui les traînaient autrefois, qu'on réduisit en vapeur ; les cahots restent les mêmes, mais la rapidité en décuple la force. Accordez votre confiance aux autobus nouveau modèle, souples, relativement peu secoués. Une femme enceinte peut y monter, sans craindre que le terme de sa grossesse ne devance le terme de la course.

3° *Le métropolitain.*

Les étages sont bien nombreux, l'air bien peu respirable, l'entassement bien compact.

4° *La bicyclette.*

Rayez-la de votre existence pendant toute la grossesse, radicalement. Vous y êtes mal assise ; vous y êtes cahotée ; vous vous y fatiguez. Pas de bicyclette.

5° *L'automobile.*

Je ne puis que vous répéter ce que je vous disais tout à l'heure pour la voiture. Bonne suspension et bons chemins ; mais les promenades sont plus longues. Faites attention ; pas d'abus.

6° *Le chemin de fer.*

Mêmes remarques. On attribue les fausses

couches, si fréquentes pendant ou après les voyages de noce à l'abus du chemin de fer et des moyens de transports. En est-ce bien la cause ? Et ne faut-il pas plutôt la rechercher au chapitre suivant que je vous exposerai dans un instant. A la fin de la grossesse, nous voyons bien souvent, dans les hôpitaux, de pauvres filles, venant à Paris de villages éloignés pour y terminer dans le secret une grossesse dissimulée jusqu'alors. Souvent elles accouchent en arrivant ; parfois même dans le chemin de fer ; d'autresfois, elles n'en éprouvent aucun dommage. Ne vous exposez donc pas à un accident toujours possible ; vous êtes moins susceptible si votre grossesse a marché sans incident ; mais ne tentez pas le diable. Si vous voulez faire vos couches dans un endroit éloigné, n'attendez pas pour vous y rendre les derniers moments ; prise à l'improviste, manquant de tout, vous accoucherez dans les plus mauvaises conditions possibles pour l'enfant et pour vous-même.

Si, à un moment quelconque, pendant que vous êtes enceinte, vous avez perdu du sang, prenez des précautions au maximum ; vous n'en sauriez trop prendre. Le moindre voyage vous expose à une nouvelle perte, dont on voit bien le commencement, mais dont on ne peut jamais prévoir la fin. Votre grossesse ne sera alors qu'un long repos.

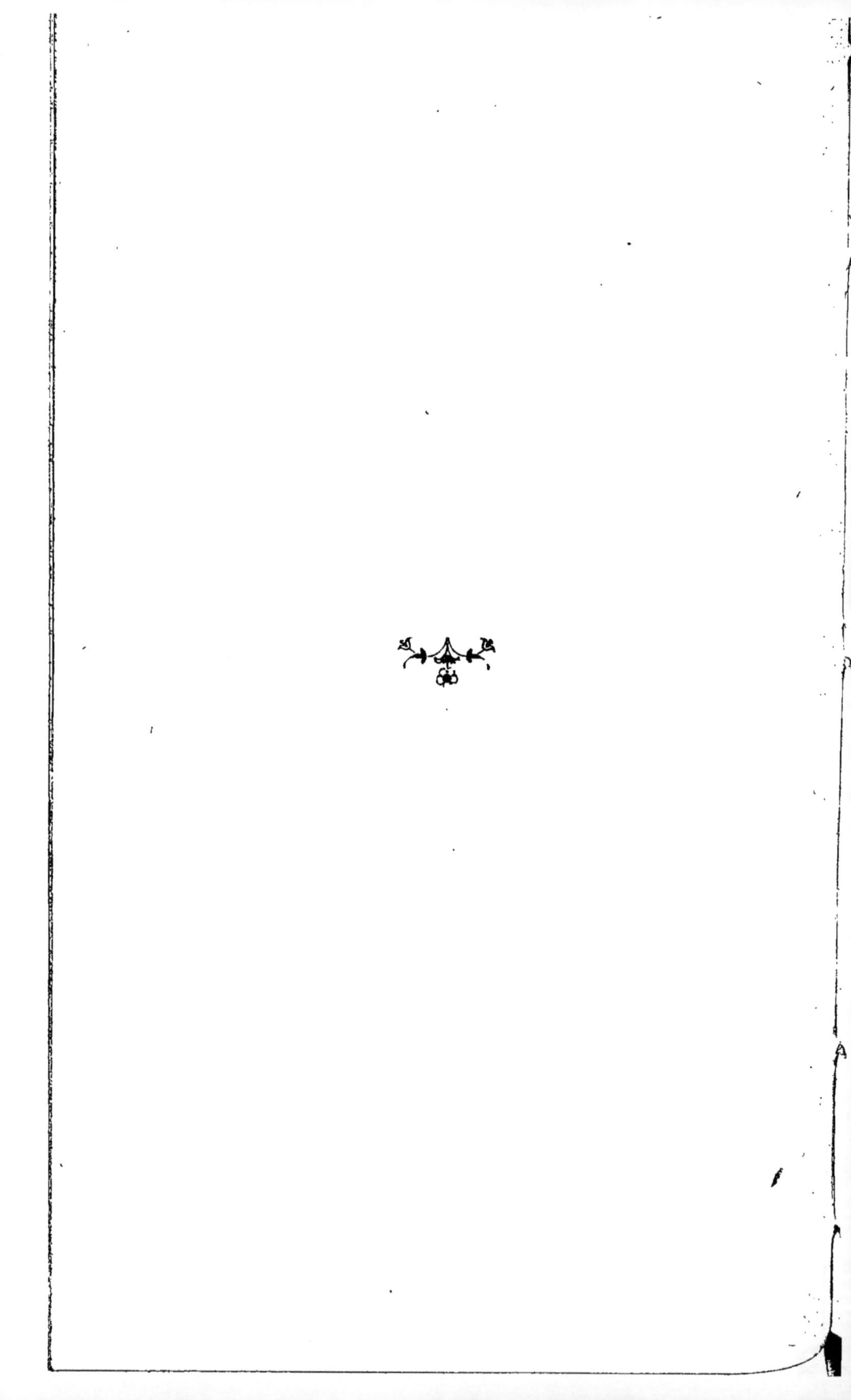

CHAPITRE IX

RAPPORTS SEXUELS

CHAPITRE IX

SOMMAIRE

Inconvénients du voyage de noces. Dangers des rapports sexuels.

CHAPITRE IX

RAPPORTS SEXUELS

Le sujet est délicat à traiter, mais de telle importance qu'il mérite une tête de chapitre. Dans les conseils du médecin à une jeune femme enceinte, toute pruderie doit disparaître. Que voyons-nous, nous, médecins, chaque jour : des grossesses qui n'arrivent pas à terme, soit dès les débuts, et c'est l'avortement sans phrases ; soit plus tard, vers quatre, cinq, six mois, avant toute possibilité de vie pour l'enfant ; soit plus tard encore, vers huit ou neuf mois, mais avant le terme vrai de la grossesse. Un bébé qui ne naît pas à terme en conserve la tare pendant longtemps, quelquefois pendant toute sa vie, qu'il traîne misérablement ; heureux encore si la première maladie légère chez tout autre, grave pour lui, ne l'enlève pas à la première rencontre.

Interrogeons le mari ou la femme ; nous obtenons, facilement, (pas toujours, comme s'ils s'en cachaient), l'aveu d'un rapport récent. Et le jour même, ou un ou deux jours après, un nouveau né est jeté dans le monde, mort, ou, pis encore, apte à contracter toutes les misères qui guettent le genre humain depuis la naissance. Est-ce donc une simple coïncidence ? Mais les coïncidences si répétées finissent par avoir presque force de loi.

Je vous parlais dans le chapitre précédent de l'influence des voyages de noces sur les fausses couches, attribuées aux chemins de fer ou autres moyens de déplacements. Est-ce bien là, la vraie cause ? Et les tribulations de voitures ne viennent elles pas après les tribulations matrimoniales ? Mais alors, pas de voyages de noces ? Je n'irai pas par quatre chemins ; je vous répondrai très franchement : non, non et non : *pas de voyages de noces*. Vous convaincrai-je ? Je ne le crois pas. Vous accueillerez avec un sourire sceptique ma défense, et n'aurez rien de plus pressé en sortant de la cérémonie nuptiale que de courir à la gare prochaine pour prendre vos places. Un mari, dit prévoyant, les aura même retenues avant que vous ne soyez sa femme devant Monsieur le Maire, ou, si vous voulez parfaire les choses, devant Monsieur le Curé. Comment ! Pas de voyages de noces ? Et les traditions ? Mais papa et maman ont voyagé, et nous sommes là. — Je vous en félicite, mais la balance aurait pu pencher du mauvais côté, et dans ce cas vous ne seriez pas là ; vous ne seriez qu'un souvenir très imprécis.

Rappelez-vous donc ce qu'est la journée du mariage ; les préoccupations morales qui vous assaillent, et la fatigue physique. Enfin seuls ! Ah bien oui ! Le hall d'une gare, le train qui démarre en vous secouant, et continue sa course accidentée ; la douane ; l'insomnie ; et le lendemain, la vie d'hôtel, etc., etc. Pourquoi vous condamner aux travaux forcés ? Ne croyez-vous pas qu'il serait beaucoup plus simple de rentrer chez vous le soir, le premier soir, et là, bien tranquilles, aussi loin des importuns qu'à des kilomètres, dans le cadre qui vous deviendra habituel, chez vous, je le répète, passer la nuit de noces, suivant la formule de mon excellent confrère qui vous initia dans un volume précédent. Et puis le lendemain sortez de chez vous la tête haute, au bras de votre mari. Qui craignez-vous donc de rencontrer ? Avez-vous mal agi ? Pourquoi vous cacher ? Vos amies ou amis souriront peut-être ; ce sourire sera la signature d'une immense bêtise ; ne prenez pas vos amis ou amies dans cette catégorie. Que vous demandiez le silence et le calme pour vous et votre mari ; je le conçois ; non par peur des autres, mais pour la si bonne et si tendre intimité des débuts. Vous vous isolerez aussi bien au milieu d'une foule que dans la solitude éloignée où vous cacherez votre bonheur, et cette solitude éloignée me semble un mythe ; car, si à cette époque vous vivez d'amour, l'eau claire ne vous suffira pas, et les hôtels où vous en cherchez le complément ne réaliseront que fort incomplètement la solitude rêvée.

Est-il donc si nécessaire de faire un voyage de noces ? Et pourquoi cette fureur de voyage qui vous prend subitement, alors qu'elle est particulièrement contr'indiquée. Si le prurit du déplacement vous assaille si fort, partez, mais pas loin, et y séjournez. Je vous en conjure, pas de ces voyages, qui prennent des allures de voyage autour du monde, dans lesquels les musées, les villes, défilent dans un tourbillon fou. Quitter un wagon pour tomber dans un autre ; passer d'une automobile dans un véhicule mal suspendu réservé encore au cheval ; voilà déjà bien des fatigues pour des gens bien portants qui n'ont pas autres soucis en tête. Est-ce bien le cas pour un voyage de noces ? Restez donc chez vous, ou près de chez vous, ou dans un endroit fixe ; tout vous semble beau à cette période. Un mois passe comme une heure ; la jeune femme attendra ses hôtes habituels et ne les verra pas venir, les premiers vœux sont exaucés ; un médecin aura alors le double avantage de confirmer ou d'infirmer vos espérances, et de vous donner de sages conseils.

Suivant ces indications, vous aurez écarté le voyage de noces, ou, si vous avez persisté dans votre erreur, vous avez eu la chance de n'en pas souffrir. Et vous voilà enceinte. Vous avez consulté le médecin ; il a affirmé son diagnostic. Vous, Madame, que vous reste t-il à faire pendant ces quelques mois ? Couver votre enfant à venir, et mettre tout en œuvre pour qu'il arrive à terme. Et votre mari ? Que deviendra t-il pendant ce temps, que le calendrier indique assez long, que l'impatience fera trouver plus long encore à votre pauvre conjoint ? Que votre mari attende lui aussi, c'est très simple. Est-ce si simple ? Vous répondrez qu'un mari réclamant ses droits, avec toute la force de sa jeunesse, de sa sincérité et de son amour est un objet bien difficile à écarter. Je n'en disconviens pas. Pour éviter d'avoir à l'écarter, il doit lui-même éviter de s'approcher. Je m'attire ses foudres ; mais je ne crains pas de dire que sachant ce qu'il sait, s'il a lu ce chapitre, il serait impardonnable, et, qui plus est, coupable de se risquer. Un avortement n'est jamais sans danger pour la femme ; un accouchement avant terme présente toujours des dangers pour l'enfant. Et un homme qui veut qu'un enfant l'appelle papa doit pour le moins mettre son enfant dans les meilleures conditions pour qu'il puisse l'appeler papa. La première est qu'il vive. Vous me direz, Madame, qu'il est contre nature que pendant des mois un mari ne remplisse pas le devoir conjugal. C'est le gros écueil, je le sais. Mais ce n'est que de l'honnêteté de la part du mari ; en agissant autrement, il fait le travail de Pénelope, qui défaisait le soir la tapisserie qu'elle avait faite le jour ; et Pénelope le faisait dans un but louable et matrimonial ! ! !

Risquer pour quelques instants d'une satisfaction égoïste la vie d'un pauvre petit être, ce semble beaucoup. Je n'exagère rien, croyez le bien ; sur 100 accouchements avant terme, plus de la moitié certainement, soixante pour cent au moins, reconnaissent pour cause le rapport sexuel intempestif. Les faits sont là ; et rien ne saurait prévaloir contre leur éloquence. Vous vous refuseriez avec horreur à toutes les manœuvres abortives que l'on vous proposerait, et de gaîté de cœur, de votre plein gré, avec votre consentement total, vous vous prêtez à d'autres chocs, peut être plus infaillibles encore que ces manœuvres que vous avez repoussées. C'est tout simplement un petit assassinat à deux, un joli petit infanticide. Vous aviez jusqu'alors l'excuse de l'ignorance ; maintenant que vous savez, quelle excuse invoquer ? Ce que je vous dis et qui vous révolte, n'est pas une parole en l'air, une vue de l'esprit. Il suffit d'avoir vu, observé, pour être convaincu de la vérité entière.

Monsieur le professeur Pinard a fait afficher dans la salle de consultations pour les femmes enceintes à la clinique Baudeloque, en grosses lettres, ces quelques mots : « *Toute femme en-*

ceinte doit refuser le rapprochement sexuel pendant toute la durée de la grossesse ». S'il l'a fait, c'est qu'il avait des raisons pour le faire, et toute sa vie d'observateur sagace, d'accoucheur éclairé, l'a convaincu ; il voudrait à toutes, Mesdames, à vous tous, Messieurs, vous ouvrir les yeux et faire pénétrer en vous sa conviction profonde. Ses élèves ne sont que les apôtres de sa parole ; croyez l'un deux ; sa sincérité est absolue. Si pendant six, sept ou huit mois, votre grossesse s'est développée normalement, et que brusquement, avant le terme, le travail d'accouchement se déclare, n'incriminez pas les frayeurs que vous avez pu éprouver et autres balivernes, passez-moi le mot, semblables. Mettez-vous en face de la réalité ; et faites franchement votre *Mea culpa.* Votre accoucheur ne vous absoudra pas ; mais vous montrera votre imprudence, et, en vous dévoilant votre culpabilité, vous fera regretter le vide de votre berceau, qui attendait l'enfant, et restera abandonné. Perte de temps ; perte d'argent ; perte d'enfant ; tout cela pourquoi ? Pour quelques minutes d'erreur.

Que conclure ? C'est très difficile. Songez, Madame, que du jour, où vous n'avez pas vu vos règles venir avec leur régularité habituelle, vous n'êtes plus un « écrin vide », suivant l'expression du professeur Pinard, ou du moins vous devez le penser. Votre médecin confirme le diagnostic ; de ce jour, votre ménage ne se compose plus de deux personnes, mais de trois, le mari, la femme et le bébé. L'enfant est aussi vivant que si vous l'entendiez crier et le voyez remuer. Vous portez en vous un compagnon qui ne demande certes pas à vous quitter avant le terme, où il vous quittera de lui-même. Alors, ménagez-le un peu, il a parfois bon caractère, et sait supporter, sans se fâcher bien des chocs ; parfois, trop souvent, il abandonne la place qui n'est plus habitable. Laissez votre locataire jouir en paix de son appartement. Sachez tous deux, le père et la mère, respecter la vie d'autrui. Entrez en retraite ; le premier cri du bébé à terme vous récompensera largement de toutes vos privations.

Ce qui ne saurait se discuter, c'est que, en cas d'hémorrhagie, vous devez prendre immédiatement le lit, SEULE, et conserver un repos absolu, je dis *absolu*, tant que votre médecin ne vous aura pas permis de changer ce régime d'abstinence totale.

CHAPITRE X

LA FEMME ENCEINTE ET SA PROFESSION

CHAPITRE X

SOMMAIRE

Les filles mères. — Domestiques. — Employées. Ouvrières d'usine. — Asiles pour femmes enceintes. — Consultations des hôpitaux.

CHAPITRE X

LA FEMME ENCEINTE ET SA PROFESSION

Vous, Madame, qui me faites l'honneur de me lire, vous êtes sans doute dans une situation, sinon aisée, tout au moins suffisante pour vous permettre de vivre sans exercer un métier pénible. Je n'écris donc pas ces quelques lignes pour vous-même, mais pour les femmes enceintes, moins fortunées, qui peuvent être à votre service, ou travaillent près de vous dans une profession fatigante.

Il est certain qu'une jeune femme, dans une position intéressante qui ne fait que son ménage, peut et doit continuer. Ne soyons pas trop exigeant. Si elle abandonne tous les soins de son foyer, tout ira de mal en pis ; elle regrettera son état si spécial ; le père de l'enfant trouvera toutes ses habitudes changées, lui fera des reproches, et les regrets s'aggraveront. Et une femme enceinte ne doit jamais déplorer sa condition ; ce serait très fâcheux pour la grossesse actuelle ; ce le serait encore bien plus pour les grossesses possibles de l'avenir. Une femme enceinte et son entourage ne peuvent avoir qu'un souci : que l'enfant naisse, avec toutes les chances de vie, heureuse et prolongée. Madame, vous avez des employées ou des domestiques ; elles vont être mères ; ménagez-les et pensez à vous-même dans les mêmes conditions. Dites-vous, en outre, qu'elles sont pauvres, que presque tout va leur manquer, et qu'elles n'ont que plus de mérite à avoir d'abord, à élever des enfants ensuite.

Les filles-mères.

Surtout votre premier soin doit consister en ceci : ne pas les mettre d'emblée à la porte, si vous constatez qu'elles ont oublié de se marier avant que de devenir enceintes. Une fille mère, pouah ! Pouah ! pour vous-même. Que signifie ce terme dédaigneux de fille-mère ; rayez-le de votre vocabulaire, je vous en prie. Vous parlez du haut de votre honorabilité, de votre honnêteté, qui n'a jamais subi d'assauts, de votre fortune, qui vous sert de forteresse ! Toute la semaine, tout le mois, toute l'année, vous vivez heureuse. Votre mari vous aime nécessairement puisqu'il vous a épousée ; et vous en voulez à ce troupeau de pauvres femmes, qui triment toute la semaine, tout le mois, toute l'année, qui vivent dans des chambres, dites chambres de bonnes, là-haut, là-haut, au sixième, dans des conditions d'hygiène et de confortable qui laissent beaucoup à désirer. Ces déshéritées de la nature rencontrent un jour ou un soir un beau parleur qui facilement leur fait oublier leur isolement, leur pauvreté, et du même coup leur fait un enfant ; puis disparaît généralement aussitôt qu'il s'en aperçoit. Ou bien, elles craindront de perdre leur place, et c'est l'avortement, l'infection, la mort possible ; ou bien elles auront confiance en vous, et vous avoueront leur situation. Vous pouvez tenir deux conduites : ou bien les garder à votre service en les ménageant ; ou bien les envoyer dans un asile spécial, qui les recevra à des époques différentes de leur grossesse ; là, elles travailleront et gagneront leur vie, à l'abri de la misère immédiate, délivrées des soucis imminents, loin des fatigues accablantes. Elles s'habitueront à l'idée d'être mères, et vous aurez fait une bonne action. Sinon, je vous le répète, ou bien c'est la mise à la porte brutale, et la rue qui conduit à la Seine ou à d'autres fleuves, ou bien chez des matrones inavouables, ou bien si, par peur de vous, elles laissent continuer leur grossesse, en vous la dissimulant c'est la découverte d'un fœtus dans la chambre ou autre part, fœtus qu'elles auront tué, et la terminaison, c'est la cour d'assises. Je parle plus loin des asiles où vous pouvez les faire entrer. Ne les appelez donc pas des filles-mères, en les méprisant ; ce sont des mères : respectez-les.

Parlons un peu de vous-même, avant d'aborder le chapitre des professions accablantes pour une femme enceinte. Même dans une situation pécuniaire moyenne, il peut arriver que vous vous serviez d'une machine à coudre. Supprimez-la dès que vous avez la certitude d'une grossesse. Vous ne sauriez vous imaginer combien cet instrument, si pratique, si utile, devient nuisible pour une future mère. Les mouvements, que son maniement nécessite, s'ils avancent l'ouvrage qui lui est confié, avancent aussi singulièrement le moment où l'enfant sortira de son œuf. Je vous ai interdit la bicyclette comme mauvaise ; la machine à coudre est pire. Vous êtes enceinte ; reléguez la machine à coudre dans un coin, loin de vos regards et de vos pensées, et n'y revenez que l'enfant mis au monde. Vous la retrouverez avec d'autant plus de plaisir.

C'est la seule chose que je vous interdise d'une façon formelle ; car c'est le seul travail vraiment fatigant auquel vous vous livriez pendant votre grossesse. Et, si vous le voulez bien, passons aux femmes, moins heureuses que vous, qui sont à vos gages, comme domestiques, comme employées ou comme ouvrières.

Domestiques.

Envisageons d'abord le cas *des domestiques*. Elles sont à la cuisine ou à l'appartement, ou aux deux. A la cuisine, le métier de *cuisinière* est peu recommandable pour la femme enceinte, ceci pour plusieurs raisons : la cuisinière est, tout le jour, debout devant son fourneau ou au marché. Elle se contenterait de faire son marché, qu'il n'y aurait que demi-mal. Elle ne sort pas du quartier, ses courses sont peu éloignées, et le fardeau du panier relativement peu lourd. Mais elle rentre à la maison, et ne quitte plus la cuisine. Elle y vit dans une atmosphère détestable ; vous n'ignorez pas que le charbon de terre en brûlant émet un gaz particulièrement toxique et dangereux à respirer, l'oxyde de carbone. Or, quelle que soit la ventilation d'une cuisine, serait-elle aussi parfaite que possible, il n'en est pas moins vrai que la cuisinière penchée pendant de longues heures au-dessus du foyer, ou en restant peu éloignée, en aspirera toutes les émanations malsaines. Elle s'en imprégnera en quelque sorte ; son fœtus en souffrira, et pourra mourir avant de naître, ou naître avant terme dans des conditions désastreuses pour sa vie future. En outre, les fortes chaleurs de la cuisine altèrent la cuisinière ; elle éprouve un besoin tout naturel de se rafraîchir ; l'eau lui suffirait-elle que je n'aurais rien à lui reprocher ; mais elle a ce préjugé si ancré et si difficilement déracinable que l'alcool soutient et donne des forces ; elle en a sous la main, le vin n'est pas fait que pour les sauces ; elle l'étend à son usage personnel ; si l'appétit vient en mangeant, la soif vient en buvant, et, de verres en verres, l'alcoolisme s'établit tout doucement ; la femme s'empoisonne chaque jour davantage, et le bébé en pâtira, sinon avant sa venue au monde, tout au moins dans les années qui suivent ; un rhume, une bronchite, bénigne chez tout autre, l'atteindra beaucoup plus profondément ; il ne sera pas capable d'y résister, et succombera au premier choc.

Vous voyez donc, Madame, que la profession de cuisinière n'est pas sans entraîner de graves inconvénients pour les grossesses possibles ; que la fatigue professionnelle, l'intoxication par l'oxyde de carbone et par l'alcool se disputent à l'envie le pauvre fœtus qui voudrait bien que sa maman changeât de profession.

Abandonnons la cuisine, et jetons un regard sur les autres personnes que vous pouvez avoir à votre service. *Une femme de chambre*, dans une maison comportant un personnel nombreux, a relativement un ouvrage doux. Elle n'est pas, comme sa compagne de la cuisine, exposée aux inconvénients du fourneau. Elle vit dans un air plus sain et plus renouvelé. Les fatigues sont moins grandes. Faire le ménage n'exige pas des travaux d'Hercule. Le plumeau et le balai se manient sans dépense exagérée de forces. Une femme de chambre peut s'asseoir quand le travail qui exige la station debout est terminé. C'est presque le paradis.

Du paradis descendons à l'enfer. Connaissez-vous métier plus pitoyable que celui de la bonne, dite *bonne à tout faire*. Rien que le nom permet d'entrevoir les pires tourments. Ce n'est plus un métier de femme, et surtout de femme enceinte.

Le plus souvent, les patrons qui l'emploient sont peu fortunés ; ils ont donc toutes les chances de ne pas demeurer au rez-de-chaussée, ni au premier étage. Elevez-vous de quelques étages encore, et gagnez le quatrième ou le cinquième. La plupart du temps, vous ne la logez pas ; où vit-elle ? Peu vous importe ; très probablement dans un taudis, mal éclairé, où les règles les plus élémentaires de l'hygiène sont observées, Dieu sait comment ! Elle arrive chez vous le matin dès potron minet ; 6 heures ; ce n'est jamais trop tôt pour elle ; elle est enceinte, ne l'oublions pas ; cahin-caha, elle gravit vos étages nombreux, arrive chez vous, et le manège commence. Promenant son fardeau, elle arpente tout le jour la maison de la cave au grenier ; sous le moindre prétexte, la voilà descendue pour faire une course : ci un nombre respectable d'étages à descendre, autant à remonter. Et combien de fois par jour le même fait se reproduit-il ? Je vous le laisse à penser : Marie par ci, Marie par là (ce prénom est presque leur apanage, puisque, quand elles en portent un autre, on les débaptise fréquemment pour les ramener au nom égalitaire, incolore et commode de Marie), et Marie vire, tourne, volte, descend en trombe dans l'escalier sombre, puis le gravit péniblement, de plus en plus péniblement, à mesure que les heures s'écoulent. Elle porte en elle un colis encombrant, vivant, mais muet. Dans les bras, sur le ventre, d'autres paquets s'entassent, les plus variés, les plus hétéroclites, et les plus lourds. Se repose-t-elle entre ces ascensions et ces descentes, qui font de sa vie des montagnes russes perpétuelles ? Ah bien oui ! Et le ménage. Il ne va plus s'agir d'effleurer d'une main légère, soutenant un mince plumeau, les murs et les tentures, ni de caresser d'un balai indolent des tapis discrets. Non, non !

le parquet se cire et se frotte, et voilà cette pauvre femme attelée à cette besogne éreintante, de cirer et de frotter les parquets. C'est déjà très dur pour une femme dans son état normal ; que sera-ce pour une femme sur le point de devenir mère? Elle a cessé de frotter ; elle va maintenant devenir cuisinière, et, nouveau maître Jacques, quitter le balai pour les casseroles. Et l'oxyde de carbone, et l'alcool, d'exercer leur influence pestilentielle ! Combien d'heures par jour? Croyez-vous que j'exagère en disant douze à seize heures. Je ne le pense pas. Trouvera-t-elle un réconfort dans la nourriture et des aliments, non pas nombreux, mais sains et copieux ; de maigres restes, disputés à la table des patrons ; voilà pour lui refaire l'estomac et des jambes. Et elle a deux êtres à nourrir, elle et son enfant. Le soir, en partant, en regagnant sa chambre misérable, le sommeil lui sera encore mesuré par les soins qu'elle devra apporter à son logement, si tant est qu'on puisse qualifier de logement ce qui l'abrite. Et le lendemain, c'est à recommencer. Et elle s'alourdit de jour en jour ; et le métier lui devient de jour en jour plus pénible. Trop heureuse si sa maîtresse ne la congédie pas brusquement, trouvant que le travail est moins bien fait, et le développement du ventre contraire à l'esthétique.

Madame, un tout petit peu de charité. On protège les animaux, puisqu'il y a une société qui en est spécialement chargée ; votre cœur s'apitoye quand vous voyez, dans la rue, des charretiers maltraitant des chevaux étiques, attelés à des voitures trop chargées. Ces êtres sont fort intéressants ; je n'en disconviens pas. Ne pensez-vous pas que des femmes, des êtres de votre race, de votre sexe, qui ne diffèrent de vous que par la fortune, si souvent fille de la chance, ne pensez-vous pas que ces femmes ont droit à des égards au moins aussi grands. Soyez bons pour les animaux, vous clament des pancartes bien intentionnées. Lisez-les, approuvez-les, obéissez-leur ; mais élargissez votre compassion, et ne la réservez pas qu'à vos frères inférieurs, donnez en une part à vos semblables. Soyez bonne pour les femmes enceintes. Sans vouloir médire des chevaux, n'imposez pas à une femme un métier de cheval, ou tout au moins songez à la pancarte.

Employées.

J'ai essayé de vous montrer ce qu'il ne faut pas exiger des domestiques quand elles sont en état de grossesse. Disons un mot des *employées* : les femmes les plus à plaindre dans cette catégorie sont les *employées de magasin*. On exige d'elles de rester debout pendant tout leur séjour : on les frappe même d'une amende si elles empruntent le secours d'un support quelconque pour reposer un instant leurs membres lassés. Et voilà des femmes condamnées à ne pas s'asseoir une minute pendant les longues heures de leur travail. Est-ce de l'humanité ? Vous me permettrez d'en douter.

Ouvrières.

Terminons ce chapitre par les ouvrières ; rien de plus variable que les fatigues exigées d'elles. Dans certaines professions, elles sont assises, n'ayant qu'à utiliser le travail de leurs mains. Ce sont les plus favorisées, et véritablement, on n'y peut trouver rien à reprocher.

Dans d'autres corps de métier, elles sont assises, mais manient des produits dangereux, tels que des sels de plomb, dans la confection des couleurs, dans les fabriques d'accumulateurs; elles s'intoxiquent aussi gravement et plus sûrement encore que les cuisinières. C'est un empoisonnement des plus graves : *l'intoxication saturnine* ; c'est elle qui détermine les coliques de plomb. Mais ces manifestations ne sont pas indispensables pour traduire que le poison a envahi l'organisme ; certaines femmes peuvent être profondément infectées sans le savoir en quelque sorte ; mais le fœtus ne l'ignore pas. C'est lui qui payera ; et le nombre des avortements ou des naissances avant terme, des débiles ou des idiots qui en sont la conséquence, n'est plus à compter.

Enfin des femmes qui ont certaines autres professions, n'ont rien à envier à ces pauvres animaux misérables, les bonnes à tout faire. Les *blanchisseuses* sont parmi les plus mal partagées. Tout d'abord, elles sont debout toute la journée ; secondement, elles vivent dans une atmosphère surchauffée, où l'oxyde de carbone des poëles et des réchauds règne en maîtresse ; enfin elles portent des fardeaux extrêmement lourds, très souvent sur la région qui devrait être à l'abri de tout choc, sur le ventre.

Mais il y a mieux encore. Dans les usines, des femmes sont livrées à des travaux, déjà très durs pour des hommes faits ; je vous laisse à penser les résultats qui en découlent pour les produits de conception.

Et j'en ai fini pour ce chapitre. Vous croyez peut-être, Madame, que jai poussé tout au noir, et porté les choses au pire. N'en croyez rien. Je vous assure que je n'ai pas exagéré. Quand on a vu beaucoup d'avortements ou d'accouchements avant terme, on peut les ranger dans l'immense majorité des cas sous deux chefs capitaux : les rapports sexuels ; je vous ai dit que plus de la moitié des accidents de la grossesse et de son interruption avant terme en dépendait. Je vous ai même cité le chiffre de soixante pour cent. Laissez une place presque aussi grande à la fatigue de la femme enceinte, et à l'absence de tout repos, au travail, écrasant, prolongé jusqu'au dernier jour ; sur 100 femmes qui avortent ou accouchent prématurément, on peut dire presque à coup sûr que dans quatre-vingt-quinze pour cent des cas, ces femmes ont eu des rapports récents ou ne se sont pas reposées.

Comment faire? Comment y remédier? vous pouvez beaucoup, Madame ; veillez avec sollicitude sur ces femmes à vos gages qui deviennent enceintes. Si vous ne pouvez les garder, mettez tout en œuvre pour qu'elles puissent entrer dans un asile spécial ; ces asiles sont nombreux ; en voici les adresses :

1° *Asile de l'Avenue du Maine.* — 203, Avenue du Maine. Réception les mardi, jeudi, samedi, à 9 heures du matin.

2° *Refuge ouvroir, 9, rue Jean-Baptiste Dumas.* — Réception les mardi, jeudi, samedi, à 10 heures du matin.

3° *Asile Michelet, 235, rue de Tolbiac.* — Réception les mardi, samedi, 1 heure du soir.

4° *Asile Sainte Madeleine.* — 81, Boulevard du Montparnasse.

5° *Asile George Sand, 4, rue Stendhal.* — Réception tous les jours de 4 à 6 heures du soir.

6° *Asile Saint-Jacques, 253, rue Saint-Jacques.* — Réception tous les jours, jusqu'à 9 heures du soir.

7° N'oubliez pas les *consultations des hôpitaux*, dont le seul tort est de n'être ouvertes qu'à des heures fixes, souvent gênantes pour la femme qui travaille. Je veux en passant vous signaler la consultation de la *Clinique Baudelocque, 125, Boulevard de Port-Royal* ; elle est accessible aux femmes enceintes pendant vingt-quatre heures par jour. A toute heure, une femme peut y frapper ; on lui ouvrira, et elle trouvera quelqu'un de compétent pour l'examiner, lui donner des conseils, et l'hospitaliser s'il y a lieu (1).

C'est faire une bonne œuvre que d'envoyer ces femmes à des bonnes œuvres. La population française s'en accroîtra, puisque la mère n'aura plus le souci immédiat du pain à gagner ; et l'atténuation progressive de la terreur de la misère l'empêchera de jeter son enfant au vent et de le sacrifier avant sa naissance.

(1) Depuis le mois de Novembre 1911, la consultation de la clinique Tarnier, 89, rue d'Assas (service de M. le Professeur Bar) fonctionne dans les mêmes conditions.

CHAPITRE XI

SOINS SPÉCIAUX DE DIVERSES RÉGIONS DU CORPS PENDANT LA GROSSESSE

CHAPITRE XI

SOMMAIRE

Bains d'eau douce. — Bains de mer. — Douches. — Tub. — Soins des glandes mammaires. — Soins des organes génitaux.

CHAPITRE XI

SOINS SPÉCIAUX DE DIVERSES RÉGIONS DU CORPS PENDANT LA GROSSESSE

Nous sommes très souvent interrogés par des dames enceintes sur des points spéciaux. « J'avais l'habitude, nous disent nos clientes, de prendre fréquemment des bains d'eau douce, des bains de mer, de me doucher, de me faire des affusions froides. Puis-je continuer ? Je veux nourrir mon enfant. Dois-je prendre des soins spéciaux pour éviter les crevasses des seins ? Puis-je continuer les injections vaginales ? »

Je vais répondre point par point à ces diverses questions.

I. — Usage des bains d'eau douce, des bains de mer ; des douches, du tub.

1° *Bains d'eau douce.*

Vous en preniez, continuez à en prendre. Si vous en preniez rarement, prenez-en davantage. Je vous ai déjà dit qu'il était nécessaire pour une femme enceinte que toutes les impuretés qui circulent dans le sang s'en allassent le plus rapidement possible.

Vous savez déjà que le rein et l'intestin jouent un grand rôle dans cette élimination de poisons ; vous n'ignorez plus comment ces deux organismes doivent fonctionner et comment les faire fonctionner au maximum et pour le mieux de vos deux santés, la vôtre et celle de votre enfant. Quant à la peau, le meilleur moyen de lui faire jouer son rôle si important et de la débarrasser de tout ce qui peut gêner le passage des impuretés à travers elle, est de la rendre bien nette, bien lisse. Comment atteindre ce but ? En prenant des bains fréquents. Combien ? Vous en preniez un par semaine, n'hésitez pas à en prendre deux. Ne craignez pas pour votre bébé ; il n'y trouvera que des avantages. Ne redoutez pas que ces bains répétés vous affaiblissent, sous certaines conditions cependant de durée et de température.

Ne demeurez pas dans le bain plus de vingt minutes à une demi heure ; moins et davantage sont l'un et l'autre inutiles. Au bout de ce temps, votre peau est suffisamment souple, et le but est atteint.

Que la température de votre bain ne dépasse pas 37 degrés ; ne la laissez pas s'élever à 39 et 40 degrés ; c'est alors, même si vous éprouviez un sentiment de bien-être pendant votre séjour dans l'eau, que vous ressentiriez de la fatigue, le bain terminé. Réchauffez-vous ; ne vous cuisez pas. Mais ne tombez pas dans l'excès contraire ; 35, 36 degrés, pas moins : que le bain soit tiède sinon vous auriez très rapidement la sensation du froid, et, quand on l'éprouve, il est bien souvent déjà trop tard. Le froid est le grand ennemi de la femme enceinte, je vous l'ai dit et le répète. Les causes de refroidissement sont bien assez nombreuses sans y ajouter celles qu'on peut éviter. Par conséquent, un bain moyennement chaud, 37 degrés, d'une durée d'une demi-heure environ.

Faites attention à la sortie. Une douce chaleur doit régner dans la salle de bains pour que vous n'éprouviez pas une transition trop brusque. Aussitôt que vous avez quitté la baignoire, enveloppez-vous rapidement dans votre peignoir. Inutile de vous dire que ce peignoir doit, lui aussi, être chaud ; c'est une précaution élémentaire, sur laquelle je n'insiste même pas.

Prendrez-vous votre bain dans de l'eau simple ou y ajouterez-vous un produit quelconque ? L'amidon est une bonne chose ; le mélange avec l'eau en est doux à la peau, qu'il a l'avantage d'assouplir ;le son n'est pas non plus à dédaigner ; vous pouvez ajouter à l'eau dans laquelle vous vous plongez du sel de Pennès, il excite un peu la peau ; la circulation ne s'en fait que mieux, et son odeur est agréable.

Vous voici enveloppée dans votre peignoir, bien et dûment essuyée. Je tiens pour une bonne pratique la friction assez énergique au gant de crin, pour faire ce que l'on appelle de la révulsion, qui amène le sang à la peau, et active la circulation. Vous pouvez répéter ces frictions tous les matins pendant cinq minutes environ ; ne vous caressez pas la peau, ne l'arrachez pas non plus ; restez dans un juste milieu.

2° *Bains de mer.*

Leur action est beaucoup plus énergique que celle des bains d'eau douce ; elle peut même dépasser le but cherché et fatiguer la femme outre mesure. Et cependant le principe en est bon, puisque le remous de la mer fouette légèrement la peau, et remplace les frictions au gant de crin, et que le sel marin se substitue aux sels de Pennès ou autres. Je ne vous conseille cependant pas les bains de mer pendant les tout derniers mois de votre grossesse ; il se pourrait qu'il n'en résultât pour vous aucun trouble, aucun désagrément, mais si, par hasard, un accident survenait, vous m'accuseriez, peut-être à tort ; et un médecin ne doit jamais prêter le flanc à la critique ; son grand rôle est de prévoir. Par conséquent, je veux bien des bains de mer pendant quatre, cinq ou six mois de grossesse ; ensuite abstention ; ne prenez de la mer que l'influence vivifiante de l'air marin et contentez vous en.

3° *Douches.*

Là encore, usez, n'abusez pas. Je ne vous conseille ni les douches trop froides, ni les douches en jet. Les douches trop froides vous exposent à tous les inconvénients et même les dangers du froid pendant la grossesse, et vous pouvez les remplacer par les douches tièdes. Ces douches tièdes, prenez-les en pluie, et non en jet. Le jet est trop violent, la réaction trop forte. Au contraire, la douche tiède en pluie vous convient aux mêmes titres que le bain chaud. Faites-la suivre d'une friction au gant de crin.

4° *Tub.*

Je pourrais vous répéter ce que je viens de vous dire au sujet de la douche. Tub à l'eau tiède, pas à l'eau froide. Je trouve excellent son emploi tous les matins ; ne le prolongez pas ; une ou deux affusions avec une grosse éponge sur les deux faces de votre corps. Puis un essuyage énergique ; puis friction au gant de crin, et vous voilà fraîche et dispose pour toute la journée.

Tout cela est très bien quand votre grossesse évolue normalement ; si l'albumine apparaît dans vos urines, cessez immédiatement toutes ces pratiques et consultez aussitôt votre médecin.

II. — Soins des glandes mammaires.

Y a-t-il lieu pendant la grossesse de préparer les seins à l'importante fonction qui leur est dévolue pendant toute la durée de l'allaitement ? Pouvez-vous, en prenant quelques précautions, éviter les crevasses, source de souffrances si vives, et quelquefois véritable obstacle à la nourriture par la mère ?

Je ne voudrais pas vous désillusionner trop complètement ; mais il faut bien dire que, malgré les soins les plus grands apportés à la préparation des seins, bien souvent la cause ne se juge que par le contact avec la bouche de l'enfant et après les premiers jours de l'allaitement.

Certains mamelons, les bouts de sein, sont plus

prédisposés que d'autres à gêner la tétée. En effet, pour que le bébé tette bien et facilement, il faut qu'il trouve un mamelon bien saillant, qu'il puisse prendre sans efforts démesurés pour ses forces naissantes. Un bon mamelon doit donc faire saillie ; il n'en est malheureusement pas toujours ainsi ; certains bouts de seins, au lieu de s'ériger au dehors, rentrent la tête et semblent se cacher. A la place d'une saillie, on ne trouve qu'un creux : on dit que le mamelon est *ombiliqué*, par analogie avec l'ombilic, le nombril. Pour ces mamelons rien à faire pendant la grossesse ; ils se cachent et ne sortiront pas. La succion par l'enfant pourra peut-être les amener au dehors, mais après bien des difficultés. Quand la montée du lait s'établira, l'emploi d'aspirateurs sera le plus souvent nécessaire, et à la longue seulement, le mamelon apparaîtra, peut-être, je dis peut-être.

Si vous ne pouvez agir sur les bouts de sein ombiliqués pendant la grossesse, pouvez-vous au moins mettre les autres dans les meilleurs conditions possibles ? Vous avez un peu plus de chance d'arriver à un résultat favorable, mais sans y compter trop. La nature vous a-t-elle favorisée d'un mamelon bien conformé ? Tant mieux pour vous. Quand reconnaîtrez-vous qu'il en est ainsi? Le meilleur bout de sein est celui qui a l'aspect et la surface d'*une cerise* ; Il est saillant, suffisamment ; il augmentera quand l'enfant tettera ; sa surface est lisse, sans plis nombreux, sans crevasses naturelles ; c'est tant mieux, car, quand le bébé suce le mamelon, le lait séjourne plus ou moins au niveau du bout de sein. Si celui-ci est uni, sans dépressions, le lait glisse et ne demeure pas. Au contraire, si la surface du mamelon ressemble à une *fraise*, et est rugueuse comme elle, le lait stagnera après chaque tétée dans les mille petits plis qui la hérissent ; il s'y corrompt ; l'infection y naît ; la crevasse apparaît, et l'abcès du sein menace.

Cependant, vous pouvez pendant le dernier mois de la grossesse tenter quelque chose. Essayez de rendre la peau du mamelon plus résistante, plus ferme, moins sujette à se fendiller ; dès ce moment enduisez-la le soir en vous couchant d'un mélange à parties égales d'alcool absolu ou d'alcool à 90° avec de la glycérine stérilisée. Vous durcirez ainsi légèrement les parties suspectes, mais ne vous faites pas trop d'illusions.

Mieux vaudra prévoir le mal, l'enfant venu au monde. Vous n'éviterez pas toujours les accidents mais vous aurez mis tous les atouts dans votre jeu.

III. — Soins des organes génitaux.

Si je vous ai donné peu de confiance pour le traitement préventif des lésions du sein pendant la grossesse, je voudrais, au contraire, vous démontrer combien les soins que vous prenez de vos organes génitaux avant la naissance de l'enfant pourront avoir d'influence au moment du passage du bébé.

Vous avez deux parties à considérer : l'une extérieure, la vulve, l'autre intérieure, le vagin. La vulve est salie plusieurs fois par jour par votre urine ; pourquoi ne pas en avoir soin comme de votre bouche ? Vous vous rincez très certainement la bouche au moins une fois par jour, et vous considéreriez à juste titre, comme malpropre, toute personne qui n'agirait pas de même. Votre bouche est souillée par les aliments que vous mâchez, par les liquides que vous absorbez.

Croyez-vous donc que votre urine soit plus propre que ces aliments et ces liquides. Lavez doucement, matin et soir, avec un coton imbibé soit d'eau bouillie tiède, rien que de l'eau bouillie pure, ou additionnée d'une petite quantité d'un liquide antiseptique faible, l'acide borique, le permanganate de potasse, l'aniodol ; nous y reviendrons quand je vous donnerai le titre des solutions nécessaires à vos injections. Je dis de vous laver doucement, car, très fréquemment, autour de la vulve, apparaissent pendant la grossesse des dilatations veineuses, des varices, analogues à celles des membres inférieurs. Si vous frottez trop énergiquement, vous risquez de les écorcher, et de les faire saigner ; une hémorrhagie d'une varice peut être très grave, parfois même mortelle. Glissez, n'appuyez pas.

Quant à votre vagin, vous devez en prendre d'autant plus de soins que ce n'est plus une surface extérieure, comme la vulve, mais une cavité, donc moins facilement accessible, donc moins facile à rendre propre. Le vagin est d'une propreté qui laisse à désirer ; une quantité innombrable de microbes y pullulent normalement, dans votre plus parfait état de santé. Il renferme en outre, trop souvent, un hôte dangereux et très nuisible, le gonocoque, microbe de la blennorrhagie, dont je vous ai déjà parlé. Des suintements se font à la surface de la muqueuse, qui tapisse entièrement ses parois ; d'autres suintements viennent parfois de plus haut, de l'utérus. Et vous voudriez laisser vivre en paix tous ces microbes. Ce n'est pas sans risques pour vous et votre enfant.

Au moment de l'accouchement, quelquefois auparavant, la poche des eaux se rompt. L'œuf, contenu dans votre matrice, jusque-là fermé, est maintenant ouvert, prêt par conséquent à recevoir toutes les malpropretés qui lui arrivent du dehors par le vagin ; l'infection puerpérale pourra éclater. Votre enfant lui-même n'est pas à l'abri. Lorsque sorti de la matrice, il parcourt le vagin avant de parvenir au dehors, il balaye tout le passage, ramassant toutes les impuretés qu'il y rencontre. Un point chez lui est particulièrement susceptible, les yeux, la conjonctive, membrane qui les revêt. La conjonctive s'enflamme ; la *conjonctivite* se déclare ; les yeux se gonflent, suppurent, l'ophtalmie purulente est constituée et, trop souvent, l'enfant devient aveugle. C'est là cause la plus fréquente de la cécité chez le nouveau-né. Voulez-vous donc condamner votre enfant à perdre la vue, par votre faute, quand vous pouvez si bien l'éviter. Si, en parcourant le vagin, il se trouve dans un conduit propre, ses yeux resteront indemnes ; pas de microbes, pas de conjonctivite, et le gonocoque est dans l'immense majorité des cas, le grand coupable.

Préparez donc une voie bien nettoyée. Prenez matin et soir, une fois par jour au moins, une injection. Il va sans dire que le bock, le tuyau de caoutchouc qui s'y adapte et la canule seront purs de toute souillure. Versez un peu d'alcool à 90 dans le bock ; enflammez l'alcool ; faites que la flamme lèche toutes les parois intérieures du récipient. Faites d'autre part bouillir le tube en caoutchouc et la canule pendant un quart d'heure environ, et cela chaque fois que vous voudrez vous en servir.

D'autre part, ayez de l'eau bouillie, chaude, bien chaude, aussi chaude que vous pourrez la supporter ; versez en deux litres dans le bock. Vous pouvez y mélanger certains produits antiseptiques, soit par litre

ou bien Permanganate de potasse : 0,25 centigr.
ou bien Acide borique : un gramme
ou bien Aniodol : une cuillerée à soupe.

N'employez pas le sublimé ; vous risquez une intoxication, un empoisonnement, principalement si vos urines contiennent de l'albumine.

Vous pourrez vous trouvez bien de la formule suivante :

Biiodure de mercure	0,50 centig.
Iodure de potassium	un gr.
Eau	1.000 gr.

à mélanger avec un litre d'eau bouillie chaude.

Si vous voulez que ces injections soient efficaces, *prenez-les dans la position couchée* ; sinon, elles sont inutiles ; elles ne pénètrent pas. Ne m'objectez pas que, seule chez vous, il vous est impossible de vous donner à vous même une injection dans ces conditions. Au contraire, rien n'est plus facile. A quelques centimètres au-dessus de votre lit, dans le mur, vous enfoncez un clou, auquel vous accrochez le bock. Sur le trajet du tube en caoutchouc, est placé un petit robinet, ou un système de fermeture quelconque. Votre bock rempli et placé, asseyez-vous sur votre lit, en glissant sous votre siège un bassin, destiné à recevoir le liquide de l'injection ; puis prenez la canule, ouvrez le robinet, en maintenant le tube pincé entre deux doigts ; couchez-vous ; introduisez la canule dans le vagin, et laissez couler.

Une précaution est indispensable : le *bock ne doit pas être trop élevé*, sans quoi le liquide s'écoulera trop fortement ; le jet trop violent contusionnera votre matrice, tendant ainsi à la faire contracter, ce qui est exactement le contraire du résultat cherché. Vingt-cinq à cinquante centimètres au-dessus du lit : c'est la hauteur très suffisante, à laquelle doit se trouver votre bock.

De cette façon, l'écoulement du liquide sera lent.

Enfin faites bien attention à ce que la canule ne pénètre pas trop profondément dans votre vagin, de telle sorte qu'elle ne heurte pas le col de l'utérus ; ne dépassez pas quatre à cinq centimètres.

En résumé, ne craignez ni le bain, ni les injections pendant la grossesse ; un bain, une injection prise dans les conditions que je vous ai décrites, n'ont jamais fait accoucher avant terme. Ils vous mettent au contraire dans un état beaucoup plus favorable au moment décisif, quand le fœtus s'échappe de vous, et que vous devenez mère. Si vous ne perdez ni en blanc, ni en rouge, vous pouvez espacer un peu vos injections, les prendre un peu moins chaudes, mais au moins tous les deux jours.

CHAPITRE XII

SOINS A PRENDRE DANS CERTAINS ACCIDENTS DE LA GROSSESSE EN ATTENDANT LA VENUE DU MÉDECIN

CHAPITRE XII

SOMMAIRE

Vomissements. — Albuminurie. — Hémorrhagies. — Perte des eaux. — Mort de l'enfant dans l'utérus.

CHAPITRE XII

SOINS A PRENDRE DANS CERTAINS ACCIDENTS DE LA GROSSESSE EN ATTENDANT LA VENUE DU MÉDECIN

Votre grossesse, bien surveillée, suivant les préceptes que vous connaissez maintenant, s'annonçait à merveille. Vous digériez bien ; vous uriniez normalement des urines normales ; vous ne perdiez ni sang, ni autre liquide ; vous sentiez votre enfant remuer, et vous attendiez votre délivrance d'un cœur léger. Brusquement ou progressivement, des symptômes apparaissent, qui vous inquiètent. Vous êtes éloignée de votre médecin ; ou bien celui-ci est momentanément absent. Que devez-vous faire en attendant de le voir ?

Vous pouvez par des moyens très simples parer aux premiers accidents, ou, pour le moins, empêcher qu'ils ne s'aggravent. Je vais vous en citer quelques uns, les plus fréquents ; vous en connaissez déjà une partie ; mais je ne saurais trop y revenir.

1. Vomissements.

Vous savez déjà que les vomissements de la grossesse ne sont jamais chose négligeable, et qu'il ne faut pas les considérer comme un symptôme ordinaire et sans conséquences. Vous n'ignorez plus qu'ils peuvent atteindre à une très grande gravité par leur répétition et leur durée.

Dès que vous commencez à vomir, ne vous inquiétez pas aussitôt, mais ne laissez pas traîner les choses. Ne craignez pas d'instituer de vous-même un régime doux ; cessez les viandes rouges, le vin, les alcools. Bornez-vous aux viandes blanches, aux légumes, et buvez du lait en mangeant.

Evitez la constipation ; allez tous les jours à la

garde-robe. Si les vomissements persistent, consultez très vite votre médecin. N'attendez pas trop longtemps ; il pourrait être trop tard.

2. Albuminurie.

J'espère vous avoir fait comprendre que c'était un des symptômes les plus graves qui puisse apparaître au cours de la grossesse. *Une femme enceinte ne doit jamais avoir la moindre trace d'albumine dans les urines.* Si j'insiste, c'est que tout dernièrement, j'ai donné mes soins à une dame, qui, et ce n'était pas la seule, était convaincue que l'albuminurie constituait un symptôme presque constant de la grossesse. Vous en voyez toutes les conséquences.

La présence de l'albuminurie dans les urines expose votre vie, par les convulsions éclamptiques possibles, et celle de votre enfant, qui peut mourir brusquement.

Vous devez avant tout en empêcher l'apparition. — Dans ces cas encore, évitez la constipation ; si vous étiez constipée, cessez de l'être ; si vous ne l'étiez pas, efforcez-vous de ne pas le devenir. Evitez le froid comme votre plus cruel ennemi. Couvrez-vous de vêtements chauds, et songez que votre fragilité augmente par votre état même. Surveillez avec un soin jaloux vos urines ; vous devez uriner au moins autant qu'avant votre grossesse. Si la quantité d'urine diminue, méfiez-vous.

Faites examiner ou examinez vous-même, de la façon indiquée dans un chapitre précédent, vos urines. Jamais les examens ne seront trop fréquents, ni trop rapprochés. Au moindre soupçon, au plus léger trouble de l'urine, à la trace la plus minime d'albumine, avant toutes choses : le régime : du lait, du lait, encore du lait, rien que du lait ; trois litres au moins par jour, et vite rejoignez votre médecin ou priez-le de venir.

Quelque sévère que puisse paraître le régime qu'il instituera, observez-le rigoureusement. Votre vie et celle de votre bébé en dépendent. Il vous ordonne du lait ; ne prenez que du lait. Un simple petit écart, si léger vous semble-t-il, peut amener en quelques instants une crise d'éclampsie qui vous tue. Faites taire votre gourmandise ; vous la satisferez plus tard. Je vous en prie,

Madame, craignez l'albumine, et tremblez rien qu'à sa pensée. Qu'est-ce que quelques jours ou quelques semaines d'un régime dur et pénible, si vous en êtes récompensée par la venue d'un beau poupon ? Songez qu'un grand maître en l'art des accouchements, Tarnier, a dit que toute femme enceinte qui suivait pendant huit jours le régime lacté absolu était à l'abri de l'éclampsie. Cela en vaut la peine, soyez-en convaincue. Ne vous écartez pas une seconde du régime ; mieux vous l'observerez, moins longtemps vous aurez à le suivre. *Lait et chaleur* vous permettront d'éviter les complications les plus redoutables. Ce sont des médicaments pas chers, à la portée de toutes ; vous n'avez pas même l'excuse de l'économie.

3. Hémorrhagie.

Vous ne devez pas perdre une goutte de sang pendant toute la durée de votre grossesse. Ne pensez pas que vos règles réapparaissent ; malgré tout ce qui se dit ou s'écrit, croyez-moi : toute femme enceinte n'est pas réglée. Je ne dis pas que toute femme non réglée est enceinte ; mais, cependant, croyez-vous enceinte quand vos règles disparaissent. Puisque vos époques ne se montrent plus pendant votre grossesse, considérez comme un symptôme anormal toute perte de sang même minime. Quelques gouttes de sang qui tachent votre linge ne sauraient vous laisser indifférente ; c'est un avertissement ; n'attendez pas de perdre plusieurs centaines de grammes de sang pour consulter votre accoucheur.

Vous verrez apparaître souvent un peu de sang après un acte que je vous ai déconseillé d'une façon si formelle : les rapports sexuels. Cela prouve qu'ils ne laissent pas votre matrice indifférente et que j'ai raison.

Vous pouvez encore perdre du sang, en petite quantité, mais presque continuellement, quand votre matrice était déjà enflammée avant le début de votre grossesse, quand vous aviez ce que vous appelez une métrite. C'est du sang qui commence ; c'est l'avortement ou l'accouchement bien avant le terme qui finit ; c'est votre enfant qui en meurt.

Vous aurez aussi des hémorrhagies quand

votre placenta, la délivrance (nous nous sommes expliqués à ce sujet dans un chapitre précédent) est placé tout en bas de votre matrice. Sans le moindre motif apparent, souvent la nuit quand vous dormez, le sang s'écoule, parfois très abondamment. Ce sera très grave, si l'on n'y met bon ordre.

D'autres causes, moins fréquentes, mais nombreuses, déterminent encore un écoulement de sang pendant la grossesse, je ne saurais vous les énumérer toutes. Vous croiriez avoir toutes les maladies possibles si vous apercevez quelques gouttes de sang.

N'en cherchez pas vous-même la cause ; ce n'est pas votre affaire. Constatez seulement le résultat, le sang, et agissez en conséquence. A quelque heure du jour ou de la nuit, si vous perdez du sang, envoyez chercher votre médecin par les voies les plus rapides. Ne vous affolez pas ; mais immédiatement, sans perdre une minute, rentrez chez vous, si vous en êtes sortie, et aussitôt, mais aussitôt, je vous le répète, mettez-vous au lit, et ne le quittez plus, avant que votre accoucheur vous en donne la permission. En l'attendant, quelle que soit la cause de la perte sanguine, quelque faible soit elle, faites bouillir de l'eau ; laissez-la refroidir jusqu'à 50 degrés ; quand elle est à point, donnez-vous ou faites vous donner une injection de deux litres, de cette eau à 50 degrés. Inutile d'y mettre un produit quelconque ; la chaleur seule agit. L'injection terminée, si l'hémorrhagie persiste ne craignez pas de recommencer.

Puis restez au lit ; ne mettez pas le pied à terre avant l'arrivée de votre médecin ; n'abandonnez pas une minute la position horizontale. Votre accoucheur vous examinera, vous ordonnera le repos absolu au lit, des injections chaudes. Suivez à la lettre ses prescriptions. Vous serez tentée de vous lever quand vous ne perdrez plus de sang. De grâce, n'en faites rien avant la permission du médecin. S'il vous dit de demeurer au lit pendant un mois ou davantage, ne vous levez pas une minute pendant un mois ou davantage. Une seconde de négligence vous ferait perdre tout le bénéfice acquis et remettrait tout en question.

Repoussez avec encore plus d'acharnement les entreprises d'un mari imprudent ; il gâterait tout.

Pour l'albuminurie, chaleur et lait.
Pour l'hémorrhagie, chaleur et lit.

4. Perte des eaux.

Nous avons déjà vu ensemble que l'enfant était contenu dans un véritable œuf, dont la coque était formée par les membranes, le fœtus se trouvant au milieu de liquide.

L'œuf est fermé de partout.

Au moment de l'accouchement, normalement l'œuf s'ouvre, les membranes se rompent, et le liquide qu'elles contiennent s'échappe à l'extérieur par le vagin. C'est très bien quand la rupture des membranes se produit au bon moment, quand la mère est en plein travail d'expulsion de l'enfant. C'est moins bien quand les eaux sont évacuées au début du travail, c'est encore moins bien quand elles sortent avant tout début de travail, et c'est d'autant moins bien quand la mère perd les eaux à une époque plus éloignée de la fin présumée de la grossesse.

Pourquoi donc la rupture de l'œuf, l'évacuation des eaux trop prématurée, est-elle une mauvaise chose ? Premièrement parce qu'elle met en communication directe l'intérieur de la matrice avec l'air extérieur par l'intermédiaire du vagin. Dans ce cas, le vagin déverse dans la matrice toutes les impuretés qu'il contient ; il sert en outre de cheminée d'appel en quelque sorte, qui recueille les malpropretés de l'air et leur permet de remonter dans l'utérus. Le fœtus conçu, puis se développant dans l'œuf, vivait tranquille à l'abri des vicissitudes extérieures, douillettement posé dans sa grande guérite, quand tout à coup le liquide s'échappe, il reste à sec. Il a un caractère excellent, n'en souffre pas immédiatement ; mais l'œuf n'agit pas de même ; il se conduit comme un œuf de poule. Brisez la coque d'un œuf de poule ; laissez-le exposé à l'air. Vous savez très bien qu'il se corrompra rapidement. Chez la femme, c'est la même chose ; l'œuf s'infecte ; la fièvre se déclare ; voilà la mère infectée. Comment finira l'infection ? Nul ne le peut prévoir, et on peut envisager les pires conséquences. Le fœtus souffre à la longue ; il mourra s'il n'est pas chassé au dehors.

C'est le premier accident, la première complication après la rupture prématurée de la poche des eaux : l'infection possible de la matrice, avec la fièvre et tout son cortège, et la mort, redoutable, de l'enfant.

Vous devez craindre, après que vous avez perdu les eaux, à cinq, six, sept mois de grossesse, l'accouchement imminent. Combien de temps après ? Rien de plus variable. En général, le travail, les premières douleurs, se déclarent dans les vingt-quatre ou quarante-huit heures qui suivent l'évacuation des eaux ; mais quelques jours peuvent passer avant le début véritable du travail. Plus il est long à se déclarer, plus les chances d'infection augmentent, puisque l'œuf reste ouvert plus longtemps.

Vous avez donc compris, je l'espère, combien une rupture de votre œuf se produisant trop tôt est chose périlleuse. Vous risquez l'infection, et l'accouchement prématuré va suivre de près.

Ne soyez heureuse de voir les eaux s'écouler que quand vous aurez de bonnes douleurs depuis un certain temps, et quand vous serez à terme, où que vous croirez l'être, ou surtout vers l'époque où votre médecin pensera que vous l'êtes.

Pourquoi perdrez-vous les eaux trop tôt ? Ce

peut être parfaitement de votre faute, et, au risque de me répéter (mais un clou ne s'enfonce bien qu'à condition qu'on frappe sa tête à coups répétés), la grande cause, c'est un rapport sexuel intempestif, et, ne l'oubliez pas, défendu par vôtre médecin. Que de fois nous avons vu, nous les médecins, les eaux s'écouler à six, sept, huit mois de la grossesse, et avons nous pu dire au mari et à vous, Madame, qu'une imprudence venait d'être faite. Frappez-vous la poitrine ; mais il est trop tard ; nous ne saurions vous donner l'absolution. Vous avez péché : expiez ; mais votre enfant, y avez-vous pensé ?

Madame, Madame, à chaque tournant de notre route, nous retrouvons la même cause ; la route pourrait se parcourir si aisément ; pourquoi la jalonner d'obstacles, et avoir besoin de poteaux indicateurs du Touring-Club obstétrical vous avertissant de ces dangers. Si encore vous les regardiez ces écriteaux ! Mais non ; vous et votre mari les regardez d'un œil dédaigneux, le sourire aux lèvres, vous les négligez, et c'est l'accident. Vous faites panache, et l'enfant avec vous.

Parfois la rupture de la poche des eaux n'incombe pas à votre responsabilité. C'est une cause anatomique qui la détermine. Mais c'est une cause prédisposante ; la digue ne se serait très probablement pas rompue, si l'on n'y avait porté des coups de bélier conjugal, ou si, exerçant une profession fatigante, vous l'aviez interrompue un peu plus tôt.

Vous ai-je convaincue, Madame ? J'y mets tout mon espoir ; je n'en ai pas toute certitude. Vous savez ce que vous risquez, vous la mère ; vous craignez pour votre vie et à juste titre, et vous avez pitié du gosse (l'expression est vulgaire, mais tendre et bien maternelle). Mais le père : employez toutes vos qualités de séduction, non plus pour l'attirer, mais pour le repousser. Il a joué son rôle, un rôle de première classe, en se montrant mari dans toute l'acception du mot, puisque ses vœux sont exaucés. Qu'il n'encombre plus la scène, ou bien il va faire manquer la pièce. Votre vie, jusqu'à votre grossesse, a été un dialogue avec lui. Qu'il se taise ; continuez le dialogue avec votre bébé qui augmente et attend, sans grande impatience, de voir le jour, mais à son heure et pas avant.

Quoiqu'il en soit, vous perdez les eaux. Du

liquide s'écoule de votre vagin. Sont-ce bien les eaux que vous avez perdues ? Dans le doute, n'hésitez pas, et agissez comme si vous en étiez sûre. A une deuxième grossesse, vous ne vous y tromperez guère, et vous ne confondrez pas. Mais à une première grossesse, c'est tout différent. Votre mère ou vos amies vous on dit qu'on perdait toujours de l'eau avant d'accoucher ; c'est très vrai, mais n'allez pas croire que, quand un liquide plus ou moins incolore s'échappe de votre vagin, les eaux s'écoulent.

Vous venez de prendre une injection, ou vous sortez d'un bain. Ne vous étonnez pas si vous avez conservé de l'eau de votre bain ou de votre injection, qui sortira quand vous vous lèverez après votre injection ou quand vous abandonnerez votre bain. Vous serez un peu mouillée, mais pas beaucoup, et, en très peu de temps, tout sèchera.

Ne prenez pas non plus de l'urine pour du liquide de l'œuf. Enfin n'oubliez pas que parfois un suintement plus ou moins abondant, plus ou moins coloré, peut se produire, sans que ce soient nécessairement les eaux qui s'échappent.

Je vous répète cependant qu'en cas de doute

considérez que vous perdez les eaux ; vous éviterez ainsi bien des accidents, et ne risquerez que de déranger votre médecin inutilement ; ce ne sera pas la première fois que cela lui arrivera ; il ne saurait vous en vouloir et ne pourra que vous féliciter de ces précautions.

Quand vous perdez véritablement les eaux, l'écoulement se produit en général brusquement ; un gros jet de liquide s'échappe, et aussitôt vous vous sentez mouillée et bien mouillée. Puis la perte ne cesse pas, et le liquide continue à s'épancher doucement, mais d'une façon continue ; c'est assez incolore ; cela ne tache pas beaucoup votre linge, mais l'empèse un peu. Il est parfois mélangé, surtout quand vous avez déjà ressenti quelques douleurs et que c'est votre premier enfant, à de minces filets de sang.

Vous avez quelques doutes ou vous possédez la certitude par les expériences antérieures. Ces doutes ou cette certitude vous amèneront à suivre la même conduite, la seule sage et la seule convenable. Je pourrais vous répéter presque mot pour mot ce que je vous ai déjà dit à propos des hémorrhagies. Que devez-vous craindre et empêcher dans la mesure du possible ? L'infection.

Comment l'empêchez-vous ? En nettoyant votre vagin et en vous couchant pour ne pas exposer par le séjour debout vos régions intimes à des causes d'infection variées.

Par conséquent, aussitôt de l'eau bouillie chaude ; le bock ; deux litres ; la position horizontale et l'injection. Si même vous avez la chance d'avoir sous la main de l'ouate très propre, mettez en un placard devant la vulve, et attendez l'arrivée de votre accoucheur, que vous avez fait prévenir en toute hâte. N'abandonnez pas le lit avant sa venue ; c'est de toute importance.

Pour l'albumine, chaleur et lait.

Pour l'hémorrhagie, chaleur et lit.

Pour la perte des eaux, lit surtout.

Je voudrais pouvoir vous réitérer ces instructions à chaque page, en grosses lettres. Avec du lait, de l'eau bouillie, un bock à injections, et le lit, où vous serez SEULE, votre grossesse doit franchir sans encombre toutes les traverses qu'un dieu malin met sur sa route.

5. Mort de l'enfant dans l'utérus.

Votre enfant, pour une cause quelconque

meurt dans l'utérus. Pouvez-vous le soupçonner? Et que devez-vous faire quand vous le soupçonnez?

Pouvez-vous le soupçonner ? Comment savez-vous que votre enfant vit, par vous-même, sans l'aide du médecin ? Vers quatre mois, quatre mois et demi de grossesse, vous sentez les mouvements du fœtus. Je dis quatre mois, quatre mois et demi de grossesse pour me plier à la règle ; car vous êtes intoxiquée, si je puis dire, par tous les racontars environnants, qui vous persuadent que, quand on sent l'enfant remuer, la grossesse est vieille de quatre mois et demi, au point que certaines jeunes femmes, persuadées qu'elles sont enceintes tant elles le désirent, alors qu'elles ne le sont pas, croient percevoir les mouvements du fœtus quatre mois et demi après le début de leurs illusions. Elles en fixent la date à une heure près. Mais, vous, Madame, vous avez déjà consulté votre médecin ; vous savez pertinemment que votre utérus est habité, et vous avez senti remuer vers quatre mois et demi. Tout va bien ; l'enfant s'agite, au point même parfois de vous gêner. Puis un jour brusquement, plus rien ; vous ne sentez plus rien ; votre hôte demeure inactif. Vous n'y prêtez pas d'attention ; mais un jour, deux jours s'écoulent ; même silence.

L'inquiétude vous envahit. Puis vous êtes frappée par un nouveau phénomène ; vos seins augmentent de volume ; il semble que vous êtes sur le point d'avoir du lait ; vous pressez vos mamelons ; un liquide très semblable à du lait s'en écoule et l'enfant continue à conserver la même immobilité. Et, après un certain laps de temps, votre ventre, qui grossissait progressivement, diminue ; il s'affaisse ; il semble que son contenu cesse d'augmenter, et reste stationnaire. Votre enfant ne remue plus ; vos seins sont tendus ; votre ventre perd de son volume. Mon enfant, serait-il mort, pensez-vous avec terreur ! Quand tous ces symptômes existent ensemble, la mort de votre bébé est bien probable.

Ne vous fiez pas uniquement à la disparition des mouvements du fœtus pour en conclure qu'il ne vit plus. Il peut être plein de santé, sans que vous perceviez son agitation, et réciproquement il peut être mort depuis longtemps que vous croyez encore qu'il remue. Mais si vous y joignez les symptômes des seins et du ventre, il est à peu près sûr qu'il a cessé de vivre. Demandez votre médecin ; il n'y a pas péril en la demeure, tant que vous n'aurez pas perdu les eaux, car votre œuf est intact et ne peut s'infecter : mais si les eaux se sont écoulées, craignez les pires complications, car un enfant mort dans un œuf ouvert se putréfie très rapidement, et l'infection est certaine pour vous, si un remède rapide, l'évacuation de la matrice, n'intervient pas très vite.

N'hésitez donc pas, si vous croyez votre enfant mort, à faire venir votre médecin. Il ne le ressuscitera pas ; mais confirmera vos craintes, et vous dira, ce que je vous dis, de le redemander immédiatement si vous perdez les eaux.

Je crois vous avoir mis en garde contre les accidents les plus fréquents de la grossesse. Mettez-vous bien dans l'esprit qu'une grossesse normale doit parcourir un stade de neuf mois environ, sans que vous vomissiez exagérément, sans que vos urines contiennent la moindre trace d'albumine, sans que vous perdiez une goutte de sang, sans qu'un écoulement d'un liquide clair vous inquiète par sa quantité et sa persistance ; que vous devez sentir votre enfant remuer pendant cinq mois environ. Munie de ce viatique, lorsqu'un de ces symptômes qui doivent manquer apparaîtra, ou lorsque vous ne percevrez plus les mouvements de votre bébé, votre attention sera éveillée. Ayez recours aux conseils de votre médecin, remettez-vous entre ses mains ; lui et la confiance que vous avez en lui feront le reste.

CHAPITRE XIII

PRÉPARATIFS POUR L'ACCOUCHEMENT

CHAPITRE XIII

SOMMAIRE

Objets nécessaires à la mère. — Objets nécessaires au médecin. — Objets nécessaires pour les premiers soins à donner à l'enfant.

CHAPITRE XIII

PRÉPARATIFS POUR L'ACCOUCHEMENT

Vous êtes arrivée, Madame, vers la fin de votre grossesse ; vous approchez sensiblement du terme prévu par votre médecin. Vous avez, pendant les longs mois qui viennent de s'écouler, suivi à la lettre les prescriptions médicales, et vous attendez dans quinze jours ou un mois la venue de votre enfant. C'est parfait ; vous apportez toute votre bonne volonté, mais, en dehors de cela, rien autre. C'est peu pour recevoir un bébé.

Vous devez, au moins un mois avant le moment espéré, avoir chez vous tous les objets indispensables à un accouchement qui peut survenir à l'improviste, avant la date probable. Si les douleurs apparaissent la nuit, rien n'est plus désagréable et plus contraire au bon ordre qui doit présider à la naissance de votre bébé, que de courir à des pharmacies problématiquement ouvertes. Vous ne trouvez que des produits de dernier ordre ; votre appartement est mis à l'envers ; c'est une course ininterrompue de gens affolés dans les escaliers.

Au contraire, si tout est prêt, la scène se déroulera avec le minimum de tracas ; vous et votre entourage, ainsi que votre médecin, aurez le calme nécessaire. Tout viendra à son temps sous la main de votre accoucheur.

Si vous possédez les ressources suffisantes, car c'est un peu cher, le mieux est de vous munir, suivant les indications de votre médecin, *d'une boîte d'accouchements*. Les grands pharmaciens, qui vendent en même temps tous les produits nécessaires à l'arsenal chirurgical, ont toujours prêtes en réserve des boîtes dites d'accouchement, où le nécessaire côtoye le superflu. Le pharmacien vous donne la liste des objets par lui fournis, et déduit sur votre note le prix des fournitures non employées.

Si votre bourse est plus modeste, je vous donne ici la liste du strict nécessaire, ni plus ni moins que le nécessaire. Mais tout ce que je vous indique est indispensable ; il ne s'agit pas d'ergoter et de lésiner. On n'a pas un enfant sans que sa naissannce entraîne quelques dépenses, et l'absence d'un des produits que je mentionne dans ma liste pourrait, au dernier moment, causer la plus grande gêne à votre médecin, et à vous par conséquent.

Nous allons passer en revue ce qui vous est nécessaire pour vous tout d'abord, pour les premiers soins à donner à votre enfant ensuite ; enfin pour l'accoucheur. Je me réserve dans un chapitre ultérieur de vous mentionner tout ce que vous devez acheter pour habiller votre bébé.

I. — Objets nécessaires à la mère.

1° *Eau bouillie froide.*

Il vous en faut une grande quantité, préparée d'avance, au moins quinze litres. Prenez des bouteilles ordinaires ; rincez-les abondamment, puis versez y de l'eau bouillante que vous viderez ensuite. Faites bouillir dans un grand récipient de l'eau ; il est nécessaire qu'elle bouille une demi heure environ.

Quand l'ébullition aura duré le temps indiqué, versez avec une louche à potage en métal, elle aussi ébouillantée comme vos bouteilles, l'eau bouillie dans vos récipients. Puis, vos bouteilles remplies, bouchez-les avec un tampon de coton, mais du coton propre, stérilisé si vous le pouvez ; demandez en à votre pharmacien ; il en a toujours en réserve.

Puis mettez les bouteilles pleines dans un coin de votre appartement ; veillez à ce que personne ne les débouche : elles doivent être respectées jusqu'au moment de leur emploi, le jour de l'accouchement. Si quelqu'un a touché aux tampons d'ouate qui les ferment, ou si quelque impureté s'y est glissée, ne craignez pas de vider la bouteille, et de la remplir à nouveau avec de l'eau que vous aurez fait bouillir. Mettez bien ces litres à part, en réserve, de façon à ne pas les confondre avec d'autres récipients, contenant d'autres liquides, qu'on pourrait utiliser, croyant se servir d'eau bouillie, alors que ce serait un tout autre produit.

2° *Deux toiles caoutchoutées.*

Elles vous sont indispensables pour garnir votre lit. Si vous en évitiez la dépense, votre matelas, votre sommier, seraient souillés par l'eau, le sang, au moment de l'accouchement ; et cette économie mal entendue vous coûterait beaucoup plus cher.

Vous trouverez des toiles caoutchoutées dans tous les bazars ; leurs bonnes dimensions sont d'un mètre cinquante à un mètre quatre-vingts sur deux mètres ; elles recouvrent ainsi la plus grande partie de votre lit, celle sur laquelle vous reposerez. Elles vous seront toujours utiles, même en dehors de l'accouchement, si une maladie vous surprenait, et vous forçait à garder le lit pendant longtemps.

3° *Linges de toutes sortes.*

Préparez du linge en quantité. Inutile qu'il soit neuf. Il faut des draps, plusieurs paires, ceux qui garniront votre lit, et ceux que l'on pliera pour mettre sous votre siège au moment de l'accouchement.

Ayez des serviettes. Elles serviront à l'accoucheur pour s'essuyer les mains, à vous-même pour maintenir la garniture que l'on disposera devant vos organes génitaux après l'accouchement, à l'enfant pour le recevoir, l'envelopper et l'emporter, quand il sera venu au monde et ne sera plus qu'un encombrement dans la chambre où vous êtes accouchée.

Une serviette, ou plutôt deux serviettes, unies par des épingles de nourrice pourront être utilisées comme bandes pour comprimer votre ventre dans les jours qui suivront l'accouchement. On y fixera la serviette qui passant entre vos jambes maintiendra votre pansement.

Si vous en avez les moyens, *une bande de crêpe Velpeau*, large, remplacera les serviettes abdominales avec avantage.

Enfin vous trouverez encore à utiliser vos serviettes pour envelopper vos membres inférieurs, quand, dans la dernière partie de l'accouchement, vos draps rejetés au pied du lit ne vous garantiront plus du froid ; à ce point de vue, la flanelle est supérieure à tout autre tissu ; achetez-en une quantité suffisante pour vous faire des bottes, remontant jusqu'au pli de l'aine, dans lesquelles vos jambes entreront sans difficulté, car les bottes seront larges.

4° *Un bock à injections* (V. *fig.* X).

Vous en possédez certainement un chez vous. Si, par le plus grand des hasards, vous n'en avez pas, achetez-en un rapidement. Il doit contenir deux litres. Le plus simple est le meilleur ; vous en trouverez partout en tôle émaillée, percé à sa partie inférieure et sur le côté d'un orifice, qui se continue par un conduit, auquel vous adapterez le tube en caoutchouc par où s'écoulera le liquide. Il doit être muni d'une poignée qui permet de le prendre et le maintenir. Il sera toujours rigoureusement propre ; quand, avant ou pendant votre grossesse, vous l'aurez employé, rincez-le à fond, ébouillantez-le, recouvrez-le d'une serviette et mettez-le dans un endroit peu exposé aux poussières.

En même temps que le bock, vous achetez le tube en caoutchouc, qui permet l'écoulement du liquide. Sur ce tube en caoutchouc se trouve un

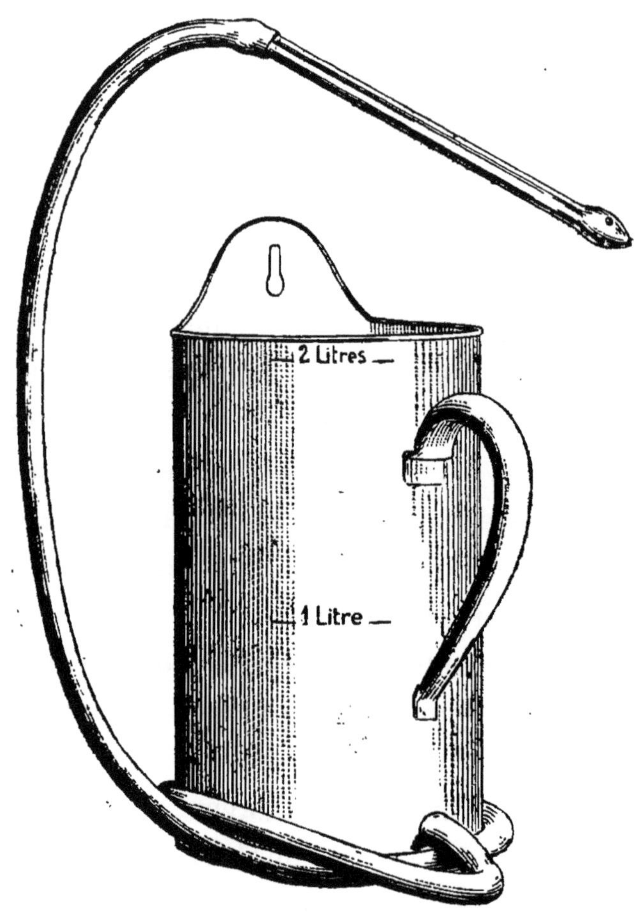

Figure X.

robinet, qui, en se fermant, obstrue le conduit et empêche le liquide de s'écouler. C'est très bien, à condition que vous vous assuriez que le robinet fonctionne bien et qu'il ne s'encrasse pas.

5° *Canule vaginale.*

Son choix est très important. N'en prenez pas d'autre qu'en verre ; les canules en caoutchouc, en gomme, sont absolument défectueuses et à rejeter de parti pris.

En outre, il est indispensable qu'elle ne soit pas perforée à l'extrémité opposée à celle qui pénètre dans le tube en caoutchouc. En effet, si elle est trouée à ce niveau, le jet de liquide frappera directement et avec toute sa force le col de la matrice, quand vous avez introduit la canule dans le vagin. Et vous savez que le col de la matrice doit être respecté pendant la grossesse. Bien plus, les impuretés du vagin seront directement amenées vers l'utérus, et il ne le faut pas.

Exigez que la canule soit perforée sur les côtés de son extrémité de quatre ou cinq orifices ; le but que l'on cherche, l'irrigation du vagin, sera atteint, et le col de l'utérus ne souffrira pas d'une attaque trop directe.

Avant d'utiliser la canule, examinez chaque

fois son extrémité, de façon à vous rendre compte qu'elle n'est pas cassée et que les rebords de la brèche ne risquent pas de vous faire des plaies, qui ne demanderont qu'à s'infecter.

Lorsque vous n'utiliserez pas la canule, ne la laissez pas traîner au hasard d'un tiroir où elle

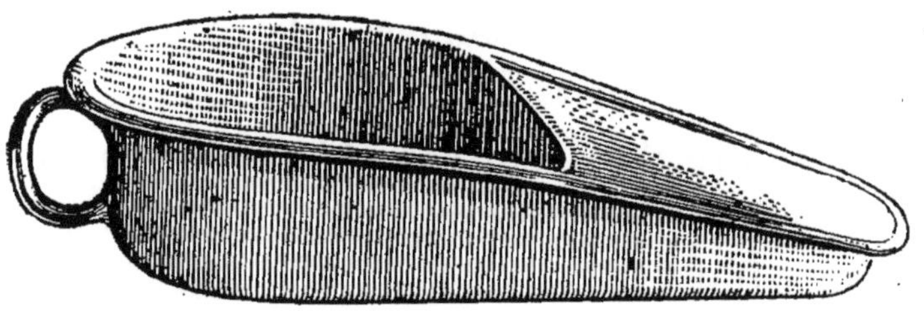

Figure XI.

ne pourra que ramasser toutes les poussières et se casser.

6° *Bassin* (*fig.* XI).

Bassin, bock et canule à injection, constituent une trinité, indispensable à toute femme même non enceinte.

Très souvent, vous n'utilisez qu'une cuvette de bidet. C'est peu commode. Les bords en sont plus ou moins coupants, et leur contact est, à la longue, très désagréable. En outre, elle est très souvent faite en porcelaine, et la porcelaine casse. Surtout pas de cuvette ébréchée. Je l'aime mieux en tôle émaillée ; on en fait même en nickel ; c'est très joli à l'œil, très propre, mais cher ; et nous voulons rester dans des prix moyens.

Le bassin qui me semble le meilleur est en tôle émaillée, facilement lavable, résistant à la flambée de l'alcool, et peu fragile. Il a grossièrement la forme d'un triangle ; la partie la plus effilée est recouverte d'un pont, en tôle émaillée également, et va en diminuant de hauteur. Ce dispositif a l'avantage de permettre le glissement facile du bassin sous le siège de la femme, et met en outre, ce qui n'est pas négligeable, la peau de ces régions à l'abri du contact des liquides ; vous en trouvez partout dans le commerce, à des prix très modiques.

7° *Seau de toilette.*

Absolument indispensable pour recevoir les liquides, le coton souillé, et mille choses sales qui encombrent le lit d'une accouchée ou d'une accouchante.

II. — Objets nécessaires à l'accoucheur.

Tous les instruments ou objets que je viens de vous citer ne sont nécessaires que pour vous ; lorsque votre médecin arrivera, il doit trouver un certain nombre de choses, dont il ne saurait se passer.

1° *Une brosse à ongles.*

Ne prenez pas les plus luxueuses. Une bonne brosse de chiendent, bien dure, à dos en bois, sans manche ; c'est tout ce que votre accoucheur demande. Mais réservez-lui spécialement cette brosse ; qu'il soit le premier à s'en servir. Si vous voulez le combler d'aise, vous la ferez bouillir avant sa venue, et n'y toucherez pas ensuite.

2° *Un savon antiseptique.*

Le médecin ne demande pas au savon des qualités odorantes, il ne lui demande que de nettoyer et d'être antiseptique. Un très bon savon est le savon à l'aniodol du commerce. Cette fois encore, respectez le savon avant qu'il ne serve à votre accoucheur ; laissez-le enveloppé, reposant dans son enveloppe intacte.

3° *De l'alcool à 90°*

Achetez *cent grammes* d'alcool à 90°. On l'utilisera pour flamber les cuvettes, le bock, le bassin.

4° *De la vaseline stérilisée.*

Exigez que la vaseline soit stérilisée ; sans quoi elle devient inutile ; car, pour l'usage auquel elle sert, un corps gras quelconque la remplacerait si elle n'est pas stérilisée. Le médecin l'emploie pour enduire le doigt qui vous examinera, elle est destinée en outre à oindre le corps et les cheveux du bébé, avant de lui faire prendre son bain. La vaseline stérilisée se vend en tube ou en flacon ; inutile de vous recommander de ne pas ouvrir le flacon ou déboucher le tube avant la venue du médecin. Un seul flacon ou un seul tube suffisent.

5° *De la ouate hydrophile stérilisée.*

Encore une fois qu'elle soit stérilisée. Vous trouvez dans les pharmacies ou dans divers magasins de nouveautés (où diable la pharmacie va-t-elle se nicher ?) des rouleaux d'ouate hydrophile, enveloppés dans du papier bleu, avec une étiquette blanche, portant la suscription suivante : ouate hydrophile chimiquement pure. Je ne doute pas qu'elle soit chimiquement pure ; mais même la Croix Rouge qui l'orne et la décore ne saurait la rendre aseptique.

Achetez la ouate chez un bon pharmacien ; demandez-lui deux boîtes de OUATE HYDROPHILE STÉRILISÉE, découpée en moyens carrés. Votre médecin s'en servira pour vos pansements ; il saura qu'il a un produit dans lequel il peut avoir toute confiance.

6° *De la gaze stérilisée.*

Mêmes réflexions que pour la ouate. Deux boîtes de GAZE STÉRILISÉE, découpée comme la ouate en moyens carrés. Ne demandez pas de grands carrés, ils sont trop grands, ni de petits carrés, ils sont trop petits. Tenez-vous en à la moyenne.

Ils servent aux pansements de vos organes génitaux, de vos seins, et du nombril de votre bébé.

7° *Une solution antiseptique quelconque.*

Pas de sublimé, ni d'acide phénique; l'un et l'autre sont dangereux. Je me sers, (je vous le dis pour vous montrer que j'y ai confiance) soit de biiodure de mercure, soit d'aniodol (*un flacon*).

8° *Trois cuvettes.*

Munissez-vous de trois petites cuvettes, ni trop petites, ni trop grandes, pas fragiles, et à l'épreuve de la chaleur ; car elles subiront plusieurs fois le contact de la flamme. Les cuvettes dont on se sert pour la cuisine, en tôle émaillée, présentent ces avantages. Si vous voulez vous en servir pour la cuisine, attendez votre accouchement ; ne les destinez pas à un usage autre auparavant.

L'accoucheur s'y lavera les mains, y déposera ses instruments, y versera les liquides antiseptiques nécessaires. Je dis trois cuvettes ; inutile que vous en achetiez davantage, mais achetez-en trois.

9° *Une solution pour le pansement des seins.*

Je vous ai avertie que pendant la grossesse vous ne pourriez espérer soigner vos bouts de sein avec efficacité. Il en va tout autrement après l'accouchement. Le mamelon devient un objet particulièrement fragile et que vous ne saurez entourer de trop de sollicitude. Après chaque tétée, et entre les tétées, il doit être enduit d'un liquide, destiné à prévenir les crevasses, ou à les soigner quand elles ont apparu. Plusieurs spécialités pharmaceutiques se disputent la cure radicale de ces bobos si douloureux, et dont les conséquences, les abcès du sein, peuvent vous entraîner à des soins si longs. Je me suis toujours trouvé bien du mélange suivant :

Alcool à 90°	àâ 30 gr.
Glycérine stérilisée	

N'attendez pas pour faire exécuter cette prescription qu'il soit trop tard ; c'est avant la crevasse, dès la naissance du bébé, que vous devez l'appliquer sur les mamelons. Précautionnez-vous en donc à l'avance.

10° *Des crins de Florence.*

L'accoucheur le plus habile ne peut bien souvent pas empêcher les déchirures du périnée. Vous pouvez avoir toutes les qualités physiques qui font de vous une femme charmante, vous n'êtes pas maîtresse de votre périnée, que la nature a pu créer de tissus défectueux. Rien ne s'opposera à ce que votre peau craque, quand elle est mauvaise. Il faut le prévoir.

Ayez-donc chez vous dès la fin de votre grossesse ce qui est nécessaire pour vous recoudre, si besoin est. Votre pharmacien vous reprendra ces objets inutilisés.

Commandez un tube *de crins de Florence stérilisés*. L'accoucheur l'aura sous la main et ne vous fera pas languir pour les points de suture.

11° *Du Catgut.*

C'est un autre genre de fils, destinés au même usage. *Demandez* **du Catgut numéro 2, stérilisé** ;

on vous le livrera tout coupé en tubes, ou non coupé en flacons.

Crins de Florence et catgut seront respectés par vous, et le médecin devra trouver la fermeture du tube ou du flacon intacte, au moment de s'en servir. S'il n'en était ainsi, il le refuserait, et vous seriez dans la nécessité d'acheter un autre tube ou flacon.

III. — Objets nécessaires pour le nouveau-né.

Quand vous accouchez, vous jouez une pièce à trois personnages : vous, l'accoucheur et l'enfant. Vous avez, tous les trois, besoin d'accessoires ; nous venons de voir ceux qui vous sont utiles à vous, ceux que demandera l'accoucheur. Il ne nous reste qu'à considérer les objets de première nécessité pour le nouveau né.

1° *Du fil.*

Vous le destinez à nouer le cordon du bébé. Le fil doit être solide et facilement stérilisable.

Vous pouvez prendre du *fil de fouet ou de lin.*

Vous en coupez une certaine longueur et le faites bouillir pendant au moins une demi-heure. Je préfère, je vous l'avoue, du fil stérilisé dans le commerce par des procédés spéciaux, par des gens outillés pour cela. Quelque confiance que j'aie en vous, je me méfie toujours un peu, et crains que votre bonne volonté ne suffise pas à tout.

Demandez à votre pharmacien de **la soie plate n° 4, stérilisée,** un flacon ou un tube. Rangez-là, loin des coups et des regards, à côté du crin de Florence et du catgut. Songez que du fil, imparfaitement stérilisé, peut infecter l'ombilic, le nombril de votre bébé, déterminer des abcès, ou une inflammation des veines, qui le tueront en peu de temps. C'est pour cela que je préfère la soie pharmaceutique au fil de fouet ou de lin maternel.

2° *Un citron.*

Il est destiné à fournir son jus pour nettoyer les yeux du bébé, aussitôt après sa naissance. Si vous voulez très bien faire les choses, et c'est quelquefois indispensable, quand vous perdiez en blanc pendant votre grossesse, commandez vingt grammes *d'une solution de nitrate d'argent* à 1 %; mais exigez en même temps un compte gouttes. Le nitrate d'argent détruira tous les mauvais germes des yeux, d'une façon encore plus radicale et surtout plus sûre que le jus du citron.

3° *Un bain de pieds.*

Je ne tiens pas spécialement au bain de pieds; j'entends par bain de pieds ce récipient, connu dans tous les ménages, dans lequel on prend des bains de pieds, le contenant étant désigné pour le contenu. Il est commode parce que d'une capacité suffisante pour y baigner le bébé après sa naissance, et dans le premier mois.

Une petite baignoire en métal aura l'avantage de servir plus longtemps, pendant presque toute la première année.

Bain de pieds ou baignoire, que l'un et l'autre soient rigoureusement propres.

4° *Unebalance.*

Pour peser le bébé. Il est absolument nécessaire que vous sachiez le poids du bébé à la naissance, dans les premiers jours, et dans les premiers mois. Vous ne pouvez diriger une alimentation d'autre façon.

Prenez une balance ordinaire, dont un des plateaux sera remplacé par une corbeille en osier ou un plateau allongé en cuivre, le pèse bébé, que l'on fixe à la place du plâteau primitif. Si vous ne voulez pas en acheter une, tous les pharmaciens vous en loueront pour un prix modique.

Et c'est tout. Vous voyez que je n'ai pas exagéré. Je me suis contenté du strict nécessaire. Ne lésinez pas ; vous pourriez vous en repentir. Le tout ne coûte pas bien cher, et bien des choses vous serviront ensuite dans votre ménage. Le matériel n'est pas bien encombrant.

On nous demande souvent s'il est nécessaire au moment de l'accouchement de bouleverser la chambre de fond en comble, d'enlever les rideaux, de mettre des housses sur tous les meubles. Je répondrai très franchement : non. Un accouchement est un acte physiologique, qui ne doit pas se passer à grand orchestre. Si vous êtes propre, si votre accoucheur est propre, s'il ne survient pas de complications immédiates et imprévues, tout doit aller tout seul.

Etendez des draps par terre, pour ne pas souiller vos tapis ou votre parquet. Mettez des draps autour de vos rideaux de fenêtre, si vous voulez, jusqu'à une hauteur d'un mètre environ, dans le but d'éviter les éclaboussures.

Quitterez-vous votre lit ordinaire pour vous mettre sur un lit de fer? C'est plus discutable. Un lit de fer est commode : il est moins large que le vôtre, et l'on peut tourner autour ; on peut en outre l'orienter vers le jour. Les barreaux qui sont à la tête, vous permettent de vous cramponner et de prendre point d'appui au moment des douleurs finales. De plus, après l'accouchement et la délivrance, on vous reporte dans votre grand lit, où vous trouverez des draps frais et propres. Je n'exigerai donc pas que vous changiez de lit; mais si la pièce est suffisamment grande, je n'y vois que des avantages.

Mais surtout, je vous en prie, pas de lit trop bas. Ayez pitié de l'accoucheur, qui, penché sur vous, pendant quelquefois de longues heures, n'est pas à l'abri de la fatigue. Si, de plus, il a une intervention à pratiquer, il est nécessaire que vous ne soyiez pas couchée trop bas. Le médecin n'aurait pas que de la fatigue ; il éprouverait une gêne considérable pour opérer, et où il y a de la gêne il n'y a pas de bonne opération. Pour des choses souvent très délicates et qui demandent toute son attention, il ne faut pas que cette attention soit surtout dirigée vers la conservation de son équilibre dans des postures incommodes.

CHAPITRE XIV

CONDUITE A TENIR DANS UN ACCOUCHEMENT A L'IMPROVISTE, SANS MÉDECIN.

CHAPITRE XIV

SOMMAIRE

Début du travail : comment le reconnaître ? — L'accouchement se produit : comment agir ?

CHAPITRE XIV

CONDUITE A TENIR DANS UN ACCOUCHEMENT A L'IMPROVISTE, SANS MÉDECIN.

Ma tâche est à peu près finie; je vous ai conduite depuis le début de votre grossesse jusqu'au moment où vous attendez de jour en jour votre accouchement. Tout est prêt. Mais brusquement, en général quand vous n'êtes pas enceinte pour la première fois, le travail se déclare et vous surprend avant que vous ayiez eu le temps de prévenir le médecin, ou quand l'accouchement arrive avant le terme prévu.

Vous êtes seule ou à peu près, car le mari compte bien peu dans ces cas et même ne peut que vous gêner.

Le travail débute sans crier gare. Comment pouvez-vous savoir que c'est véritablement le travail qui commence ? A une seconde grossesse, vous ne vous y trompez guère. A une première, c'est différent. Hypnotisée par l'idée que vous allez accoucher, la moindre douleur abdominale vous fait croire que l'accouchement débute. Et vite vous prévenez votre médecin, qui arrive à la hâte ; quant il est là, plus rien, il vous trouve avec le visage souriant ; vos coliques sont passées ; et la même scène se renouvelle quelques jours après.

Attendez pour vous croire vraiment en travail de souffrir véritablement, et ne passez pas votre dernier mois à interroger votre ventre. Votre mère, qui, quand vous avez encore le bonheur de la posséder, vous assiste presque toujours au moment de l'accouchement, vous détromperait, si elle n'était pas aveuglée par l'intérêt qu'elle vous porte.

Pour que vous soyez convaincue que le travail commence véritablement, sachez que les douleurs ont certains caractères très spéciaux. Premièrement elles vous font très mal, et ne ressemblent nullement aux coliques banales que vous avez pu ressentir pendant toute votre existence avant d'être enceinte. On ne peut que difficilement les décrire, mais, si vous les avez déjà éprouvées une première fois, vous ne confondrez pas. Elles vous prennent le plus souvent dans les reins et descendent dans l'abdomen. Vous dormez la nuit ; rien ne vous a avertie avant de vous mettre au lit ; vous êtes réveillée brusquement par cette sensation très spéciale. Cela vous étonne, si vous êtes enceinte d'un premier bébé ; vous pensez que vous avez souffert pour une raison quelconque, et la douleur passe.

Pendant le jour, vous êtes dans votre appartement, vaquant à vos occupations habituelles, ou dehors, et le même pincement désagréable vous surprend.

Que ce soit de jour ou de nuit, tout cesse pendant un certain temps ; vous vous croyez au bout de vos peines, quand dix minutes, un quart d'heure après, vous éprouvez la même douleur, qui dure un certain temps. Elle vous réveille si vous vous êtes endormie ; elle vous force à vous arrêter si elle vous surprend dans le courant de la journée. Et cela recommence encore dix minutes, un quart d'heure après. Cette fois c'est plus sérieux ; et, sans être taxée d'exagération, vous pouvez vous déclarer au début du travail de l'accouchement.

Si, en même temps, ces douleurs s'accompagnent d'un léger écoulement de matières filantes par le vagin, vous ne devez plus conserver de doutes : l'enfant est en route. N'êtes-vous pas à votre domicile ? Rentrez-y par les voies les plus rapides.

Voulez-vous avoir toute certitude ? Quand vous sentez que vous souffrez, mettez une main sur votre ventre. Vous connaissez sa consistance habituelle depuis que votre bébé y séjourne ; vous la trouverez tout à fait modifiée, au moment de vos douleurs. Il deviendra dur comme pierre, et restera dur quelques instants encore après que votre souffrance aura disparu. C'est ce que les médecins appellent les contractions douloureuses de l'utérus, qui existent exclusivement pendant le travail, jamais à aucune autre période de votre grossesse.

Douleurs revenant à intervalles assez réguliers, s'accompagnant de contractions de votre matrice, qui durcit sous la peau de votre abdomen ; écoulement d'un liquide visqueux par le vagin. Vous devez être fixée. C'est le travail qui débute ; il n'y a plus de doute.

Si vous êtes enceinte pour la première fois, ne perdez pas la tête. Faites demander sans urgence votre médecin ; et, en attendant qu'il vienne, prenez une marmite, remplissez-la d'eau, et mettez-la sur le feu. Votre accoucheur, à son arrivée, trouvera ainsi de l'eau bouillie, très chaude, presque bouillante, qu'il pourra mélanger à l'eau bouillie froide, que vous avez déjà préparée depuis longtemps, ainsi que je vous l'ai indiqué. Profitez des minutes calmes que vos douleurs vous laissent entre elles pour disposer à portée de la main les divers objets que vous avez commandés pour l'accouchement.

Inutile de vous mettre au lit aussitôt, si le travail ne commence pas la nuit. Vous vous y trouveriez très mal, et l'auriez bien vite abandonné pour faire les cent pas dans votre appartement. Ce qui vaut beaucoup mieux, si vous avez la présence d'esprit de le faire, c'est de prendre un lavement qui débarrassera votre intestin de tout ce qui l'encombre ; vous vous salirez ainsi beaucoup moins quand l'enfant sera sur le point de naître.

Si vous avez quelqu'un près de vous, ou si,

vous trouvant seule, vous en avez le courage, garnissez votre lit des toiles caoutchoutées imperméables que vous avez achetées. Mettez-en une directement sur votre matelas ; puis un drap au-dessus ; par-dessus, la seconde toile caoutchoutée, recouverte elle-même par un drap plié en alèze ou comprise même à son intérieur, et attachez-en les quatre coins par des épingles de nourrice au drap de dessous. Ce sera toujours cela de fait pour plus tard. Puis attendez votre médecin sans perdre patience.

Dans un des chapitres précédents, je vous ai recommandé instamment, et même ordonné de la façon la plus formelle de vous coucher, aussitôt que vous perdrez les eaux. Il peut arriver que vous les perdiez dès le début du travail, avant même les premières douleurs. Je vous répète que sans attendre un instant, vous devez faire trois choses : d'abord envoyer chercher votre médecin ; puis vous mettre au lit sans tarder ; puis vous donner ou vous faire donner une injection d'eau bouillie, chaude, préparée suivant la formule que je vous ai indiquée plus haut.

J'ai envisagé le cas où vous seriez seule chez vous quand le travail débuterait. Restez seule le moins longtemps possible. Ayez près de vous, votre aide naturel, le mari, si vous n'avez pas de garde : ou une bonne ou une voisine quelconque. Si une complication, telle qu'une hémorrhagie brusque se produisait, il faut que vous puissiez avertir et ne pas demeurer dans une solitude, qui à chaque minute deviendrait plus dangereuse.

Si le médecin, prévenu trop tard, ne se trouve pas à votre chevet, quand vous accouchez, ou si l'événement se produit avec une rapidité imprévue (le cas est rare, mais peut se rencontrer) votre enfant sortira sans que vous puissiez vous y opposer. Je conçois alors tout votre embarras et votre désespérance.

Il est inadmissible que dans ce cas quelqu'un, n'importe qui, ne soit pas près de vous. Appelez ou sonnez, mais ne restez pas seule. Que devra faire la personne charitable qui se trouvera là? Qu'elle prenne une paire de ciseaux ; la mette dans une assiette ; verse dans cette assiette une cuillerée à soupe d'alcool à brûler (vous avez toujours chez vous une cuillère et de l'acool à brûler) et qu'elle enflamme cet alcool. Vos ciseaux seront ainsi relativement stérilisés ; puis qu'elle prenne les ciseaux, après avoir eu soin de les laisser refroidir quelques instants. Qu'avec ces ciseaux, elle coupe une vingtaine de centimètres d'un fil quelconque, si vous n'avez pas chez vous le fil destiné à la ligature du cordon. Qu'elle fasse alors avec ce fil un nœud très solide (sans se presser, on a le temps) autour du cordon ombilical, qui part du nombril du bébé et pénètre dans votre vagin ; le nœud fait, qu'elle coupe avec les ciseaux propres, le cordon entre le nœud et votre vulve : le nœud doit être fait, pas tout près du nombril, à une dizaine de centimètres environ.

Un peu de sang s'écoulera, sans importance, du bout du cordon coupé qui est dirigé de votre côté. Tout ceci fait, votre aide bénévole enveloppera l'enfant dans une serviette, et le déposera dans un endroit bien chaud, d'où il ne puisse pas tomber, pas sur une chaise basse, car, dans l'affolement inévitable, on s'asseoirait immanquablement sur lui.

Puis attendre. Il serait bien extraordinaire que le médecin n'arrivât pas. Surtout ne pas tirer sur le bout du cordon qui pend à la vulve. Au bout d'un certain temps, une demi heure, trois quarts d'heure, on verra le placenta apparaître à la vulve, et souvent être expulsé au dehors. Si votre médecin n'est pas là, n'attendez pas plus longtemps, et faites venir immédiatement un de ses confrères. Il pourrait y avoir danger.

Deux gros écueils sont à éviter. Le premier consiste à couper le cordon avant de l'avoir lié, ou, le cordon lié, de le couper sur le mauvais bout, entre la ligature et le bébé. L'enfant perdrait son sang par le cordon. Le second danger est de vouloir tirer sur le cordon, qui pend, et, en quelque sorte, semble ne demander qu'à venir. On risquerait ou de le casser ou de déterminer une hémorrhagie derrière le placenta, qui se décollerait trop tôt, ou pis encore.

Il est donc bon quand vous arrivez aux deux derniers mois de votre grossesse environ :

1° *D'avoir chez vous tous les objets nécessaires à votre accouchement, dont je vous ai dressé la liste.*

2° *De ne pas vous éloigner de la résidence habituelle de votre médecin.* Songez que vous pouvez en avoir besoin d'un instant à l'autre et que des complications peuvent naître, que lui seul saura dépister.

CHAPITRE XV

VÊTEMENTS ET COUCHAGE DE L'ENFANT

CHAPITRE XV

SOMMAIRE

Berceau. — Garniture du berceau. — Vêtements du bébé. — Patrons.

CHAPITRE XV

VÊTEMENTS ET COUCHAGE DE L'ENFANT

Quand vous attendez votre bébé, vous avez, nous l'avons vu, préparé tout le matériel pharmaceutique indispensable à la bonne conduite d'un accouchement. Ce n'est pas tout.

Votre enfant va naître. Encore faut-il que vous puissiez l'habiller et le coucher. Ne craignez pas de vous munir à l'avance de tous ces objets. Votre enfant peut naître avant le terme attendu, quinze jours, un mois avant, et rien n'est prêt. Nous avons tous vu, nous accoucheurs, des cas semblables ; la mère accouche par exemple au commencement du neuvième mois. Nous arrivons en hâte, et nous trouvons une chambre froide, un lit pas préparé, pas d'eau bouillie chaude ou froide, et rien, absolument rien pour vêtir le bébé et le coucher.

Ce sont des conditions déplorables pour la mère d'abord, à laquelle les soins d'antisepsie les plus élémentaires ne pourront être appliqués ; pour l'enfant ensuite, qui sortant du milieu chaud où il a vécu depuis le début de la grossesse, se trouve brusquement transporté dans une atmosphère plus froide de vingt degrés environ. Et ce petit être est particulièrement sensible au froid. On l'entortille tant bien que mal de serviettes mal chauffées et qui se refroidissent rapidement ; on l'étend sur un oreiller, d'où, mal soutenu, il risquera de tomber ; on le dépose sur une chaise, où l'on s'asseoira par mégarde.

Au contraire, si, un temps suffisant avant la date probable de votre accouchement, toute votre petite pharmacie est réunie chez vous, tout se passera sans à coup, de la façon la plus simple et la plus propre. Si les petits vêtements du nouveau né reposent dans vos tiroirs, si son berceau est déjà disposé pour le recevoir, il n'aura pas le temps de se refroidir, et, bien nettoyé, bien lavé, bien net, il reposera quelques minutes après sa naissance sous les couvertures douces et tièdes, bien et dûment habillé.

Comment donc allez-vous le coucher ? Comment l'habillerez-vous ? La gamme des berceaux et des vêtements est très étendue, depuis les plus simples et les moins chers, jusqu'aux plus compliqués et aux plus coûteux. Il y en a pour tous les prix.

Voyons d'abord ce qui s'applique *aux ménages les plus modestes*. Nous prendrons comme exemple le trousseau que l'on donne aux mères dans les hôpitaux et le berceau avec sa garniture qu'on utilise dans les mêmes établissements.

I. — **Berceau.** (*fig.* XII).

Dans sa simplicité même, c'est peut-être le plus pratique. Pas d'enjolivements, ni de dorures, mais le strict nécessaire. C'est un modèle, sur lequel on pourra exécuter des variations ; mais c'est le berceau type que je vous recommande.

Il a trois avantages : 1° Il est en fer ;

2° Il a des barreaux assez serrés ;

3° Il ne berce pas.

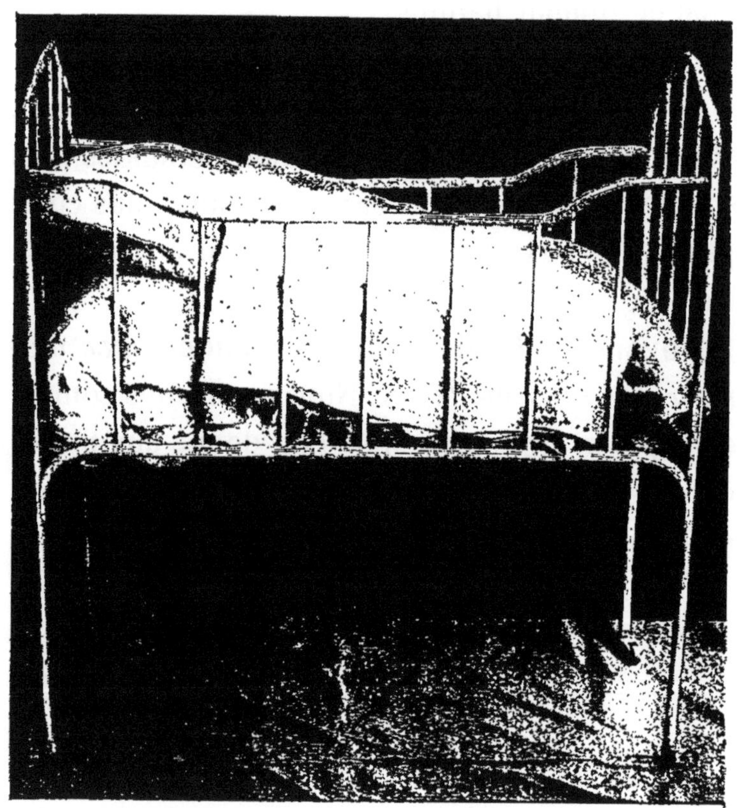

Figure XII. — Lit fait.

Voyons successivement en détail ces trois avantages :

1° *Il est en fer.*

C'est en effet au berceau en métal qu'il faut

donner la préférence. C'est le moins cher et c'est le plus propre. Pourquoi le plus propre ? Parce que vous pourrez le nettoyer à grande eau, le frotter, sans que le métal en souffre. Si des insectes venaient à se loger dans les creux, rien n'est plus simple que de l'ébouillanter et d'en chasser ces désagréables bêtes.

2° *Il a des barreaux assez serrés.*

Vous en comprenez toute l'importance. Si les barreaux sont très espacés, rien ne sera plus facile à l'enfant que d'y passer la tête ; elle entrera bien, mais pour en sortir c'est une autre affaire. Et, dans son si beau livre sur la Puériculture du premier âge, M. le professeur Pinard cite le cas d'un bébé qui mourut, ayant engagé ses pieds, puis le restant du corps à travers les barreaux, et succomba suspendu par la tête.

3° *Il ne berce pas.*

C'est une qualité indispensable pour un berceau, qui usurpe ainsi son titre. Vous avez admiré bien souvent des tableaux, et vous êtes émue dans leur contemplation, où l'on voit une nourrice ou une jeune mère, berçant, la figure épanouie, son enfant. C'est très joli en peinture ; c'est beaucoup moins bien dans la réalité. Vous avez un berceau qui berce. Dès les premiers jours de sa vie, votre bébé criera ; c'est forcé ; c'est toujours ainsi, plus ou moins, mais il n'y a pas de bébé qui ne crie à un moment donné.

Votre cœur maternel sursautera en entendant ces cris, ou bien, si vous avez une nourrice, ils troubleront son repos, qu'elle fait passer avant celui de son nourrisson ; et de le bercer, de le bercer. L'enfant se tait ; quelques minutes ou quelques heures s'écoulent, nouveau cri, nouveau bercement ; et cœtera, et cœtera. Et votre enfant prend la détestable habitude de ne cesser de crier que quand on le berce. Or les mauvaises habitudes mettent beaucoup plus de temps à se perdre qu'à se contracter. Les nuits de la première année seront pour vous une fatigue sans cesse renouvelée ; car vous les passerez non pas à dormir, mais à bercer. Croyez-vous que pour vous, qui allaitez, il soit si bon de ne pas dormir ?

Au contraire, si vous laissez le bébé crier, il

s'apaisera au bout d'un temps plus ou moins long. Que craignez-vous ? Qu'il se casse la voix ; effacez cette crainte ; la voix d'un nouveau-né est solide ; qu'il ait des hernies ; mais s'il est, dès le début, bien dressé à ne pas crier, alimenté à des heures régulières, sa vie, s'écoulera paisible, et sans hurlements.

Le berceau des hôpitaux est donc bon parce qu'il ne berce pas. Il est monté sur quatre pieds, reposant sur des roulettes, bien d'aplomb, et solidement bâti.

II. — **Garniture du berceau.** (*fig.* XIII).

Comment allez-vous meubler ce berceau ?

N'y empilez pas les couvertures ; n'y mettez que le strict nécessaire :

1° Un matelas.

2° Un imperméable.

3° Deux draps.

4° Une ou deux couvertures.

5° Un oreiller.

1° *Un matelas.*

Qu'il ne soit rembourré, ni de plumes, ni cependant de noyaux de pêche, suivant l'expression populaire. Le juste milieu ! Qu'il serve de support suffisamment doux à votre bébé.

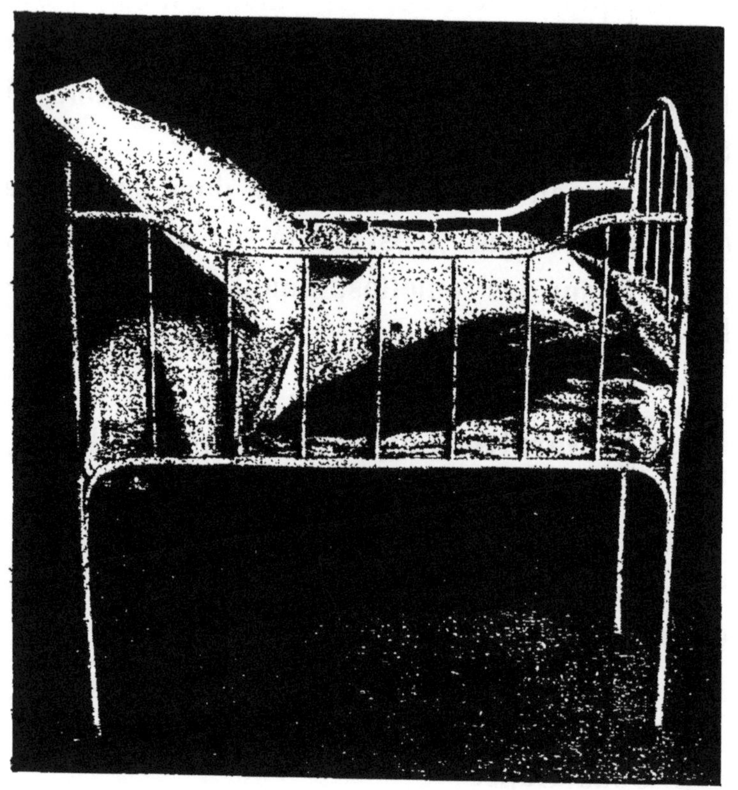

Figure XIII. — Lit défait.

Le mieux est de le remplir, soit de balle d'avoine, soit de crin. Il est ainsi beaucoup plus facile, quand il est aplati par le poids du corps du bébé, de le défriper et de le remettre dans son état primitif.

2° *Un imperméable.*

Le matelas, afin de ne pas être souillé et mouillé sans cesse par les urines de l'enfant, devra être recouvert d'un tissu imperméable quelconque. A la clinique Baudelocque, c'est une toile caoutchoutée; elle n'est bonne qu'à une condition, c'est d'être lavée souvent et à fond. Sinon, elle s'imprègne de crasse et devient plus nuisible qu'utile.

La peau de mouton ne me semble pas une mauvaise chose ; mais elle se salit assez facilement et son nettoyage doit être fréquent ; ceci ne doit pas vous arrêter, car vous devez être sans cesse aux aguets, et voir dans tout ce qui touche de plus ou moins loin votre bébé ce qui doit être lavé ou blanchi. Quel que soit le tissu imperméable que vous utiliserez, vous n'exagérerez jamais trop les soins de propreté. On peut ne pas être riche ; on doit être toujours propre.

3° *Deux draps.*

Je n'ai pas besoin d'insister à ce point de vue ; vous savez comment on fait un lit ; vous ne le ferez pas autrement pour votre enfant que pour vous-même. Des draps toujours blancs et immaculés, c'est tout ce que je vous demande.

4° *Couvertures.*

Une ou deux couvertures de laine, suivant la saison. Mais, je vous en prie, n'étouffez pas votre bébé sous des monceaux de couverture. Il craint le froid, c'est entendu ; nous sommes d'accord ; mais ne l'accablez pas de chaleur. Dans votre appartement, si vous accumulez sur le malheureux bébé des paquets d'édredons, que ferez-vous quand vous le sortirez. Ne l'élevez pas en serre chaude ; il souffrirait trop du contact de l'air extérieur, quand il quittera sa fournaise pour passer à l'air libre. Ménagez les transitions. S'il naît en hiver, si vous le sortez de bonne heure, comme vous devez le faire, songez à la différence de température entre son berceau trop encombré et l'air de la rue. N'abusez pas des couvertures et plutôt, si la pièce où son berceau demeure vous semble un peu froide, mettez une boule d'eau chaude dans le berceau; je dis d'eau chaude, je ne dis pas d'eau bouillante, et faites attention où vous la mettez; qu'elle ne prenne aucun contact avec la peau du bébé; les tissus de l'enfant sont délicats, et, bien vite, il a des brûlures. Il crie; imbue des mauvais principes, vous le bercez; il crie encore, vous le rebercez. Regardez donc plutôt si une boule d'eau chaude ne le brûle pas; tous vos bercements n'enlèveront pas la brûlure.

5° *Un oreiller.*

Je vous fais les mêmes recommandations pour la confection de l'oreiller que pour celle du matelas. Pas de plumes; c'est léger, mais cela a des pointes qui peuvent crever l'enveloppe, et égratigner la peau du bébé, ou ses yeux, ce qui est encore plus grave. De la balle d'avoine ou du crin : c'est le rembourrage le meilleur. Une taie d'oreiller par-dessus, et voilà votre enfant sur un coussin doux et propre.

Vous verrez par la figure ci-contre (V. *fig.* XIII).

la façon dont un berceau est garni à l'hôpital. Le tout n'est pas très riche d'aspect, mais suffisant. Je ne saurais assez vous répéter que c'est le strict indispensable. Combien d'enfants s'y sont développés dans les meilleures conditions ! Ils avaient chaud, assez. Ils y reposaient douillettement, assez. En outre, ils avaient une bonne mère. Les dentelles ne font pas les bonnes mères, tandis que les bonnes mères font les beaux enfants.

III. — Vêtements du bébé.

Toujours dans le même ordre d'idée, m'adressant aux ménages modestes ou même très modestes, je vous indiquerai maintenant les vêtements indispensables à votre bébé.

Vous connaissez déjà le berceau élémentaire, le berceau et son contenu, qu'on trouve dans les hôpitaux.

Chaque mère pauvre qui accouche à l'hôpital reçoit une layette pour son bébé. Elle est simple ; elle est suffisante, pour les débuts. Elle peut vous servir de canevas sur lequel vous broderez suivant vos moyens. J'y joindrai chemin faisant, des modèles, des patrons qui vous permettront de reproduire à l'infini ces pièces si nécessaires.

Voici la liste de ce que fournit l'assistance publique.

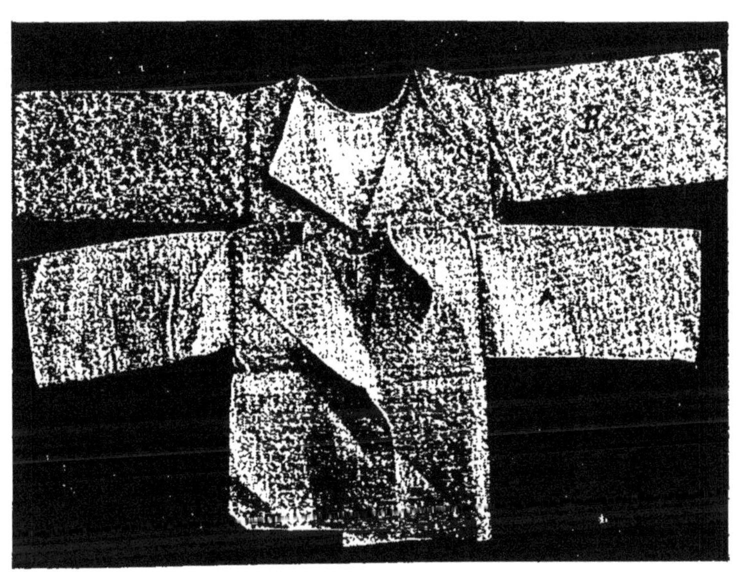

Figure XIV. — A. Chemisette.
B. Brassière.

Patrons.

1° *Une chemisette.* — (*fig.* XIV) (A).

Vous trouverez ci-*joint un patron* (*fig.* XV).

Cette chemisette ferme en arrière, sur le dos du bébé, et non pas en avant. Elle a des manches longues, qui descendent jusqu'au poignet ; elle descend jusqu'au-dessus ou à hauteur du nombril. Le patron, que j'ai annexé, peut servir à tous les

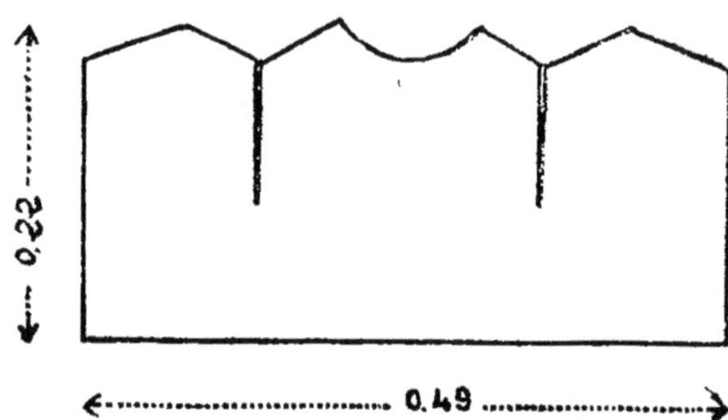

Figure XV. — Corps de la chemisette.

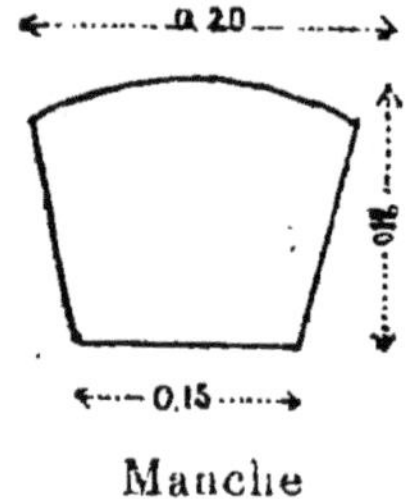

Manche

nouveau-nés ; si la chemisette est un peu trop longue, rien n'est plus facile que d'en retrousser la partie inférieure, ce que vous ferez d'ailleurs toujours, au moins en arrière, pour éviter qu'elle soit souillée par les urines du bébé.

Elle n'a naturellement pas de col, et dégage le cou de l'enfant.

La chemisette des hôpitaux est en toile; ce n'est pas de la toile des plus fines, mais la finesse de la toile à ses degrés ; plus la toile est fine, plus le prix est gros.

2° *Deux brassières.* — (*fig.* XIV) (B).

Le patron de la chemisette vous servira pour les brassières : c'est la même forme et la même taille. Comme la chemisette, les brassières ferment en arrière ; comme la chemisette, elles sont sans boutons ; vous fermerez l'une et l'autre par des épingles de nourrice.

Pour habiller l'enfant (je n'insiste pas sur la façon d'habiller l'enfant, car je sortirais de mon cadre, et le volume prochain (1) vous expliquera la façon de procéder, mieux que je ne saurais le faire) pour habiller l'enfant, dis-je, vous commencez par introduire les manches de la chemisette dans celles de la brassière, et les deux ne font plus qu'un.

Les brassières de l'Assistance Publique sont en toile.

(1) Guide médical de la jeune mère : le Nourrisson, par le Docteur P. Darbois. — Fourier et Cie, éditeurs.

3° *Une couche* (*fig.* XVI) (A).

Vous savez toutes, Mesdames, ce qu'est une couche ; c'est une pièce d'étoffe en toile, à peu près carrée, qui sert à garnir le ventre de l'enfant puis passe entre ses cuisses, et revient sur les membres inférieurs, qu'elle entoure, en laissant cependant les deux membres séparés. Ce n'est pas une prison ; c'est une garniture.

4° *Deux langes.* — (*fig.* XVI) (B).

Les langes se mettent au-dessus de la couche. Les langes des hôpitaux sont l'un en laine, l'autre en coton.

Récapitulons : pour habiller votre bébé en haut vous avez une chemisette, avec par-dessus une brassière.

Pour habiller votre bébé en bas, vous avez une couche, et par-dessus un ou deux langes.

Vous pourriez à l'extrême rigueur vous en contenter. L'Assistance Publique fournit encore un supplément aux femmes pauvres qui accouchent dans des hôpitaux.

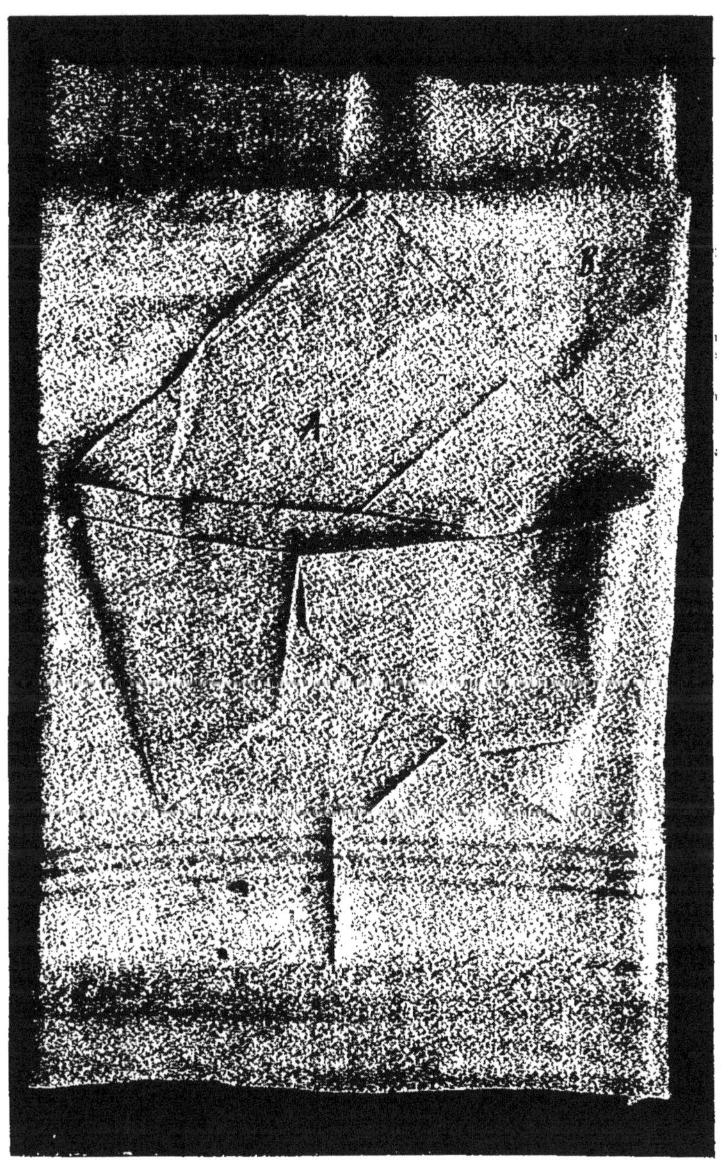

Figure XVI. — A. Couche.
B. Langes.

1° *Un bonnet à trois pièces,* plus communément *appelé béguin* (*fig.* XVII, A).

Est-ce absolument utile ? Oui, quand vous sortez l'enfant. Non, quand il reste à la chambre. Ce n'est pas parce qu'il a peu de cheveux qu'il s'enrhumera ; il n'a rien à craindre si la pièce où il se trouve est chauffée, et elle doit toujours être chauffée ou chaude.

2° *Un fichu de cou* (*fig.* XVII, B).

C'est une pièce de toile légère que l'on met au-dessus de la brassière, en pointe.

A quoi sert-elle ? à empêcher le bébé de souiller sa brassière et sa chemisette par la salive qui s'écoule de sa bouche et les régurgitations de lait après les tétées.

Il est enfin une chose sans laquelle un nouveau né ne doit jamais quitter l'hôpital, s'il y naît, qu'il doit en tout cas conserver plusieurs mois, c'est *une bande, large d'une dizaine de centimètres*, soit en flanelle, soit en toile, destinée d'abord à maintenir le pansement du nombril,

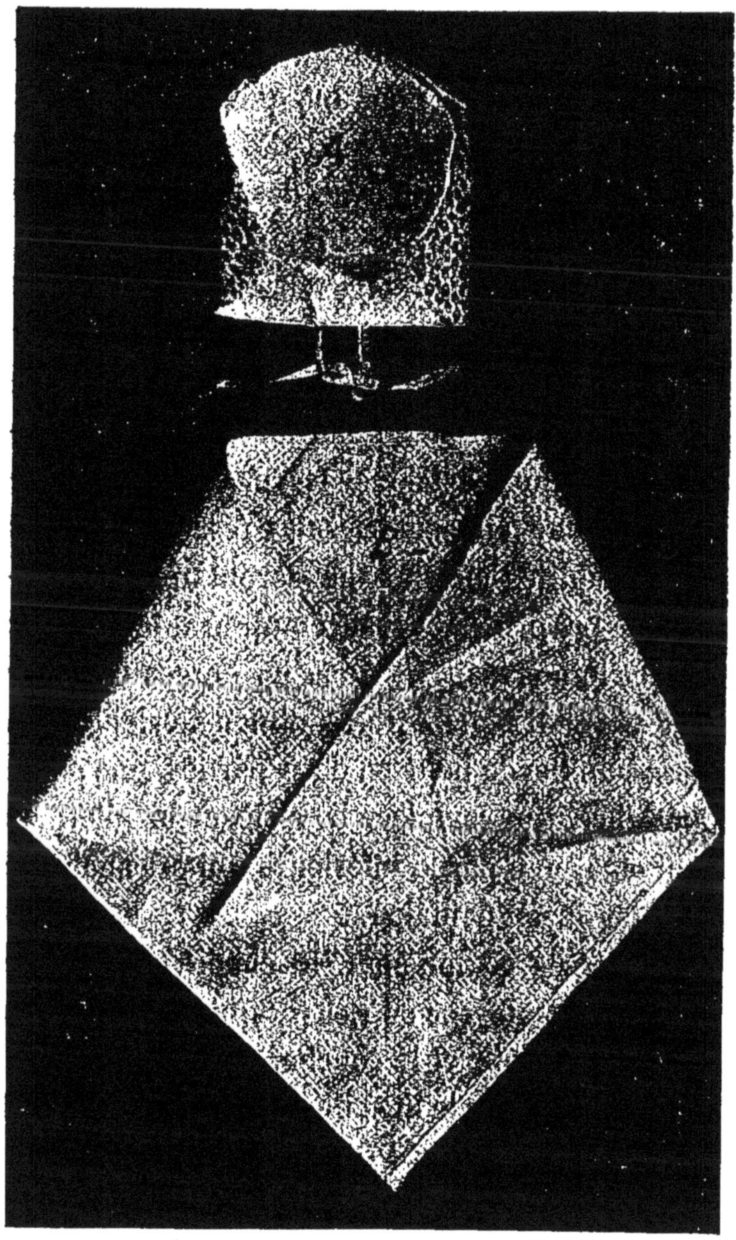

Figure XVII. — A. Bonnet à trois pièces.
B. Fichu de cou.

puis à protéger ce nombril encore fragile, quand le cordon ombilical est tombé. Une simple bande de flanelle, enroulée trois ou quatre fois autour de l'abdomen suffit ; on vend des petites bandes en toiles qui se serrent avec des cordons, destinées au même usage.

Vous avez vu par cet exposé, aussi sec que possible, ce qui est indispensable pour coucher et habiller un nouveau né. Ce sont des objets de première utilité ; on ne saurait se passer d'aucun. Nous allons examiner les modifications que l'on peut leur faire subir, soit par la qualité, soit par la quantité ; mais ce ne seront que des variantes. Le principe reste toujours le même : coucher le nouveau né dans un berceau qui ne berce pas ; garnir le berceau d'un matériel facile à laver ; habiller le bébé en deux parties, une partie supérieure, qui remplace la veste et le gilet, ou le corsage, une partie inférieure qui est analogue à la jupe ou au pantalon.

A partir de ce moment, le chapitre s'adresse aux **ménages moyens ou riches,** qui peuvent non seulement le vêtir et le coucher convenablement, mais encore orner le lit et l'habillement. Je suivrai le même ordre que précédemment.

I. — Berceau

Quelle que soit la fortune que vous ayez la chance de posséder, rien ne fera qu'un berceau qui berce soit un bon berceau.

Appliquez-vous donc à acheter un berceau parfait à ce point de vue. Achetez donc dès le début quelque chose d'un peu plus grand qu'un berceau, de plus petit qu'un lit de grand enfant. On en fait de très bien et on en vend partout. Je ne tiens pas spécialement à ce qu'il soit en fer ; vous en trouvez en fer, recouvert d'une peinture blanche, très agréable à l'œil, ou en cuivre. Peu m'importe ; mais au moins il reposera sur quatre pieds et vous le nettoyez facilement, et malgré toutes les tentations, vous n'y pourrez pas bercer votre enfant.

Il est extrêmement probable que vous ne suivrez pas mes conseils, et aurez un grand monument de berceau, *une bercelonnette* (*fig.* XVIII) c'est le terme exact, je crois, en forme de nacelle, suivant la figure ci-jointe ; elle n'est fixée que par ses deux extrémités à deux tiges qui en bas se terminent par un pied bifurqué. Nous retrouvons

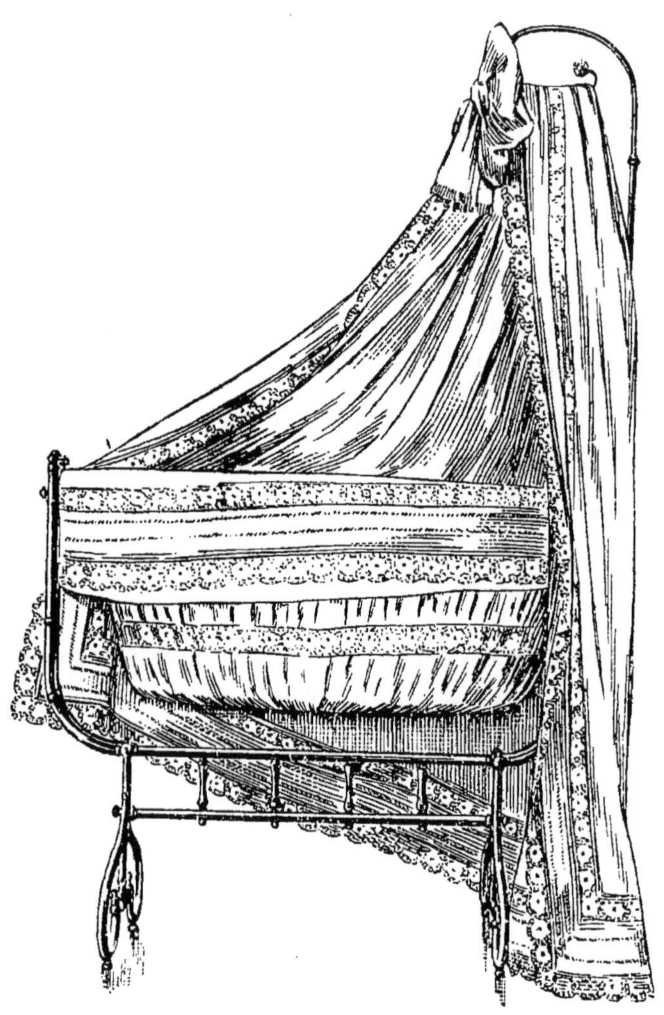

Figure XVIII.

ainsi les quatre pieds, mais après quelles complications !

A une des extrémités, est fixée une vis, qui immobilise le berceau ; mais cette vis doit être serrée à fond pour empêcher le bercement. Et c'est bien tentant de ne pas la serrer à fond. On la desserre un peu chaque jour, et chaque jour on berce davantage. La cage de ce berceau est ordinairement formée d'un treillis de cordage assez épais.

Si votre mère vous a donné ce berceau, gardez-le ; sinon, achetez l'autre modèle, plus simple, mais plus logique.

A ces berceaux de luxe, quelle qu'en soit la forme, est adaptée une tige verticale, recourbée en haut en crosse, la flèche, où se fixent les rideaux. Et nous voyons pour la première fois apparaître les *rideaux*. Sont-ils utiles ? Oui et non. Oui, si vous craignez les courants d'air et dans la saison froide. Non, en cas contraire. Je ne dirais rien, si j'étais certain que ces rideaux fussent d'un tissu souple et mince, permettant le passage d'un air tamisé. Mais bien souvent ils donnent au berceau l'air d'un catafalque ; ils sont nombreux et épais, et, pour découvrir l'enfant qu'ils cachent, il faut écarter un peuple de mousselines et autres étoffes plus encombrantes. L'enfant, sous cette cloche, respire un air confiné et malsain. Des rideaux, si vous voulez, mais le minimum de rideaux, qui retiennent le minimum de poussières et laissent passer le maximum d'air. Je n'ai pas à vous recommander leur propreté intégrale et constante.

II. — Garniture du berceau.

Elle ne peut varier beaucoup. La toile des draps est plus fine ; un matelas, un tissu imperméable, deux draps, une ou deux couvertures, un oreiller ; n'ajoutez rien. Il semble cependant que l'épaisseur des couvertures augmente avec la fortune des parents. Ornez-les de tous les attributs du luxe ; couvrez-les de broderies ; mais ne surchargez pas votre enfant.

III. — Vêtements du bébé.

C'est dans l'habillement de l'enfant que vous pouvez apportez la plus grande largesse. Il bénéficiera véritablement des dépenses plus grandes que nécessiteront des vêtements plus compliqués. Les tissus seront plus fins ; les pièces plus nombreuses, donc plus souvent changeables.

Un certain nombre de divers éléments qui composaient la layette du bébé peu fortuné se retrouvent dans les ménages plus riches ; d'autres y sont ajoutés avec avantage.

1° *Chemisette*

Elle était en toile assez dure. Prenez-en une en toile plus fine ; achetez-en en batiste ; c'est un tissu très souple, bien lavable, véritablement pratique.

2° *Brassières*

Très souvent, l'enfant portera deux brassières ; l'une, celle qui se met directement au-dessus de la chemise, vous pouvez l'avoir en flanelle ou en piqué. Il est bon d'en posséder une en laine, en tricot ou en crochet. Si votre bébé est enrhumé ou un peu souffrant, elle lui tiendra chaud, et, pendant les temps froids ou humides, quand vous sortirez le bébé dans sa voiture, elle sera vraiment très utile.

Je vous demande avec instance une faveur, car c'est une faveur. Vous considérez qu'une des plus jolies parties de votre bébé que vos amies puissent admirer, c'est l'avant bras et le poignet ; il est certain qu'un enfant potelé avec des fossettes aux coudes, aux avant bras, c'est exquis, c'est rond, c'est tendre, c'est rose, j'en conviens et j'admire. Mais, de grâce, cachez tout cela ; pas de décolletage ; des *manches longues*. Quand votre bébé est chez vous, bien au chaud, à l'abri des courants d'air, permettez vous cet écart ; mais, aussitôt que vous le sortirez, pas de ces plaisanteries. Vous ne le feriez pas pour vous même, qui cependant êtes adulte ; n'exposez pas ce pauvre petit enfant cent fois plus fragile que vous.

3° *Bavoir*

Il remplacera le fichu du cou. Vous le boutonnez en arrière, et le fixerez en avant avec une épingle de nourrice à la brassière.

4° *Couche*

Peu de modifications à y apporter. Toile plus fine ; un bon tissu est le tissu Tétra, extrêmement souple, et blessant moins l'enfant dans des régions particulièrement délicates.

5° *Lange*

Un lange en laine suffit. Il n'y a pas deux modèles.

6° *Culotte* (*fig.* XIX et XX). *Patron* (*fig.* XXI).

Nous n'en avons pas encore parlé. La culotte remplace très avantageusement le lange ; elle n'emprisonne pas les jambes de l'enfant comme le lange, et permet au bébé de les agiter à sa guise. En outre, on la défait beaucoup plus aisément, ce qui permet de se rendre compte avec beaucoup plus de rapidité si l'enfant est ou n'est pas mouillé ; l'air circule plus aisément à travers le tissu, et le siège du bébé ne reste pas en serre chaude, où il macère dans tous les liquides qui le baignent.

La culotte sera en flanelle se boutonnant en

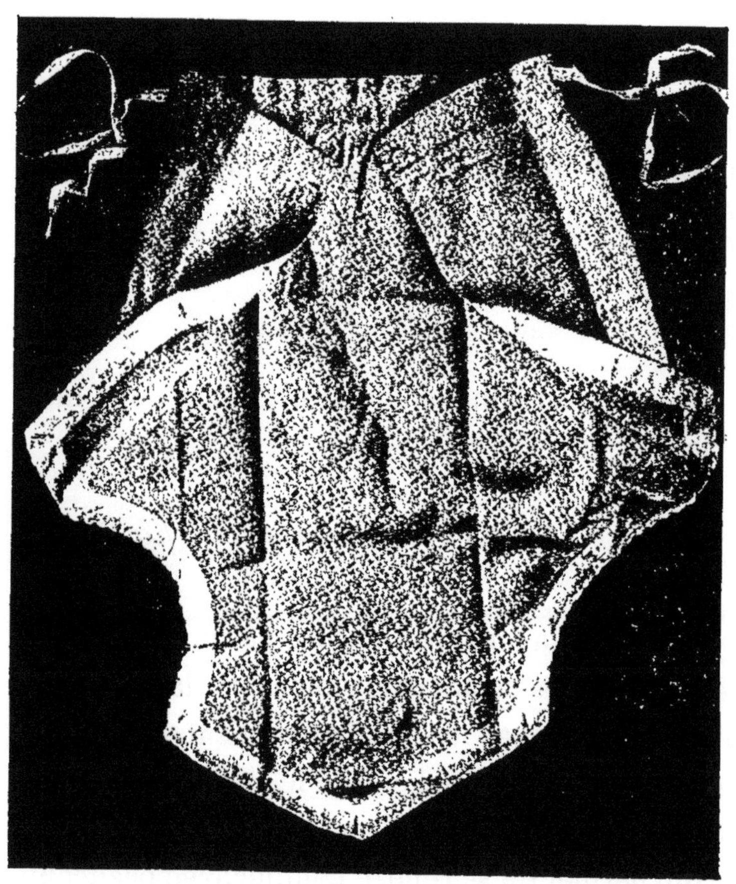

Figure XIX. — Culotte déboutonnée.

avant, ainsi que le montre la figure ci-jointe. *J'y ai joint un patron.*

Dès que l'enfant a quelques jours, ou quelques semaines, un mois environ, quand il est moins

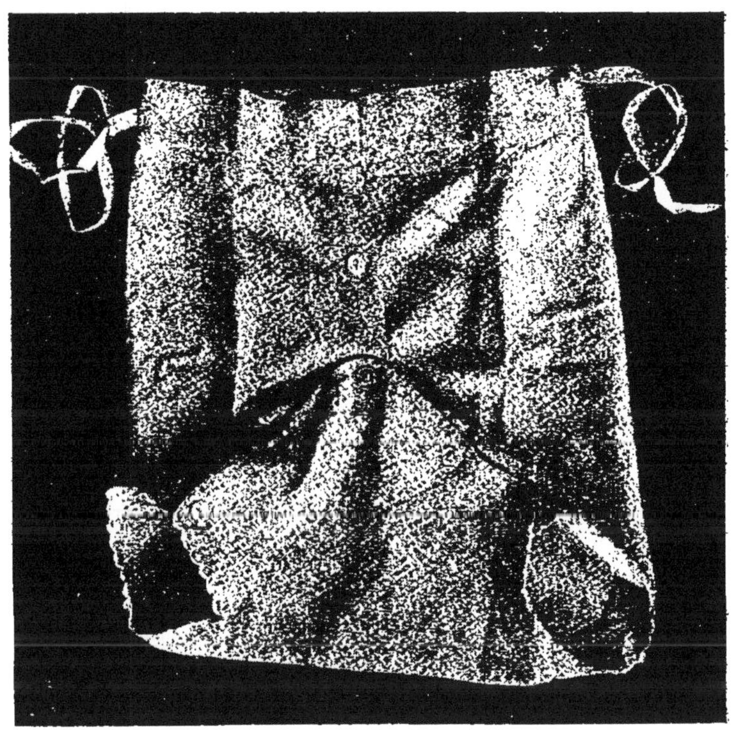

Figure XX. — Culotte boutonnée.

sensible au froid, n'hésitez pas : remplacez le lange par la culotte, qui ne descendra guère au-dessous du genou.

Au-dessous de la culotte, remplacez la couche,

parfois trop volumineuse, par une pièce d'étoffe taillée en carré ou en triangle ; on en fait en tissu spongieux, qui rendent de grands services.

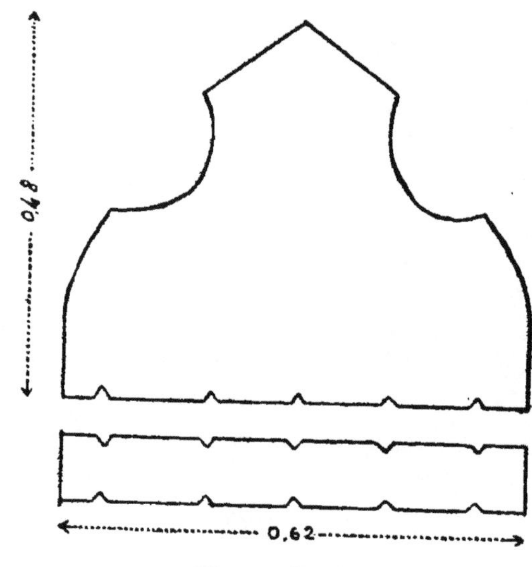

Figure XXI.

7° *Chaussons et bas*

Si vous mettez une culotte au bébé, vous devez songer que ses jambes et ses pieds sont à l'air, nus. Vous devez donc les couvrir. Ayez des chaussettes ou des bas en laine. Ajoutez-y des petits chaussons, également en laine. Vous ne redouterez pas le froid pour votre bébé ; il en est très largement garanti.

8° *Corset* (*fig.* XXII).

Cette partie du vêtement est d'un usage moins courant que les autres. Voyez la figure ci-jointe ;

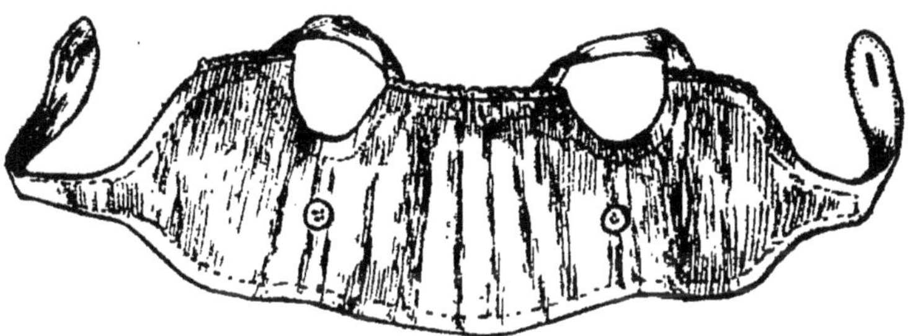

Figure XXII.

considérez qu'il est sans baleines, soutenant bien le thorax. Achetez-en un ; c'est utile, vous le mettrez sous la brassière.

9° *Grande robe, cache maillot, Jackson* (*fig.* XXIII).

Tous ces mots sont des synonymes et désignent le même objet. C'est un grand vêtement que l'on met à l'enfant par dessus tous les autres ;

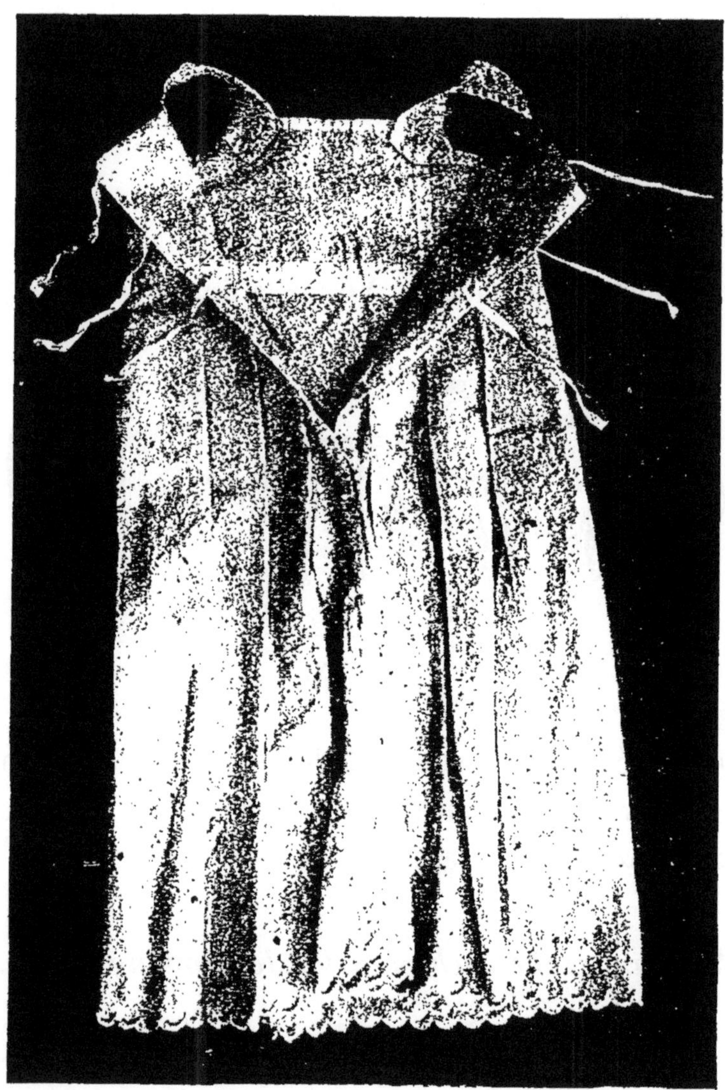

Figure XXIII. — Jackson ou cache-maillot.

c'est en quelque sorte un pardessus. Inutile qu'il ait des manches puisqu'il est bien entendu que la chemisette et les brassières en sont pourvues. Il dépasse les pieds de l'enfant.

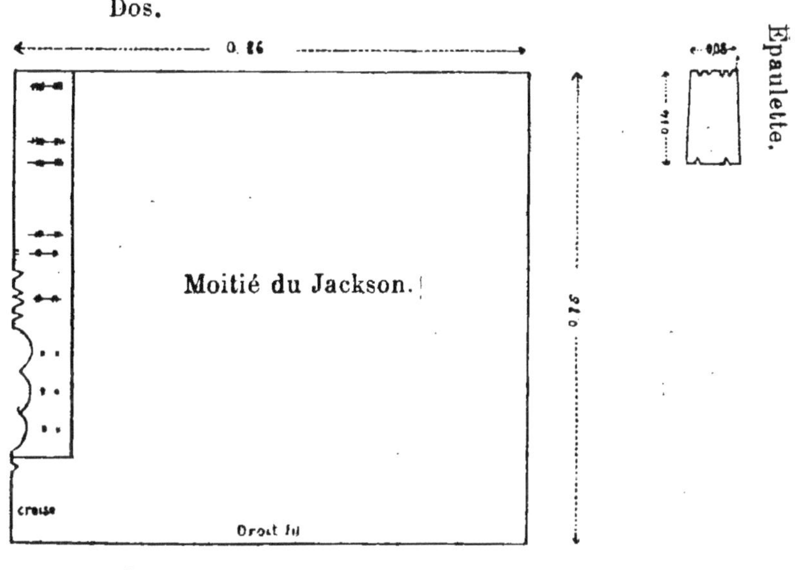

Figure XXIV.

On en fait en tous tissus, suivant le prix qu'on y peut mettre.

Vous en trouverez le patron ci-joint (*Fig.* XXIV.

10° *Bonnet.*

Tous les goûts sont dans la nature ; coiffez votre

enfant, quand vous l'emmenez dehors, soit avec un béguin, soit avec une toque chaude. Pourvu que sa tête soit au chaud, peu importe la coiffure. Garantissez-le du froid en hiver, du soleil en été.

11° *Pelisse. Manteaux*

Se font en tous tissus. Se mettent par dessus les vêtements élémentaires que j'ai décrits.

Je pourrais multiplier les vêtements à l'infini. Contentez-vous de ceux que je vous ai indiqués. Variez-en la richesse ; n'en variez pas le nombre. Il ne s'agit pas d'étouffer un bébé sous des monceaux de robes : qu'il n'ait pas froid, cela suffit.

SAINT-AMAND (CHER). — IMPRIMERIE BUSSIÈRE.